LES ACTUALITÉS MÉDICALES

La Diphtérie

LES ACTUALITÉS MÉDICALES

Nouvelle collection de vol. in-16 carré de 100 pages avec fig., cartonnés.

Prix de chaque volume... 1 fr. 50

ABONNEMENT A 12 MONOGRAPHIES : 16 FRANCS.

La Grippe, par le Dr L. GALLIARD, médecin de l'hôpital Saint-Antoine. 1 vol. in-16 carré, 100 pages avec 7 fig., cart. 1 fr. 50

Les États neurasthéniques, par le Dr GILLES DE LA TOURETTE, professeur agrégé à la Faculté de médecine, médecin de l'hôpital Saint-Antoine. 1 vol. in-16 carré, 92 pages, cart. 1 fr. 50

La Diphtérie, par le Dr H. BARBIER, médecin des hôpitaux, et G. ULMANN, interne des hôpitaux. 1 vol. in-16 carré, 96 pages avec 7 fig., cart. 1 fr. 50

EN PRÉPARATION :

L'Opothérapie, par le Dr P. CLAISSE, médecin des hôpitaux de Paris. 1 vol.

La Radiographie et la Radioscopie cliniques, par le Dr L.-R. RÉGNIER, chef du laboratoire d'électrothérapie et de radiographie de la Charité. 1 vol.

Psychologie de l'instinct sexuel, par le Dr Joanny ROUX, médecin adjoint des Asiles d'aliénés de Lyon. 1 vol.

Le Diabète, par le Dr R. LÉPINE, professeur à la Faculté de médecine de Lyon, médecin des hôpitaux. 1 vol.

Les Albuminuries curables, par le Dr J. TEISSIER, professeur à la Faculté de médecine médecin des hôpitaux de Lyon. 1 vol.

Les Suppurations aseptiques, par le Dr Otto JOSUÉ, ancien interne lauréat des hôpitaux de Paris. 1 vol.

La Sclérose en plaques, par le Dr H. CLAUDE, ancien interne lauréat des hôpitaux de Paris. 1 vol.

Le Goitre exophtalmique, son traitement chirurgical, par le Dr JABOULAY, professeur agrégé à la Faculté de Lyon, chirurgien de l'Hôtel-Dieu de Lyon. 1 vol.

Les Glycosuries non diabétiques, par le Dr ROQUE, professeur agrégé à la Faculté de Lyon, médecin des hôpitaux. 1 vol.

Le Tétanos, par le Dr J. COURMONT, professeur agrégé à la Faculté de Lyon, médecin des hôpitaux. 1 vol.

1000-98. — CORBEIL. Imprimerie ÉD. CRÉTÉ.

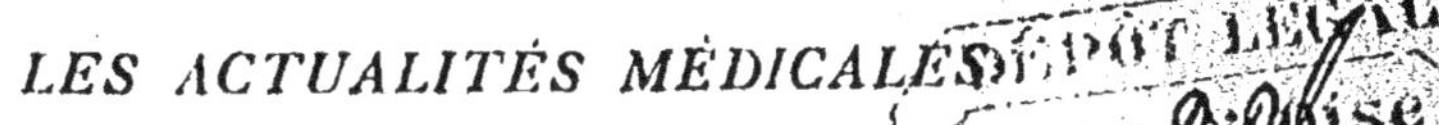

LES ACTUALITÉS MÉDICALES

La Diphtérie

NOUVELLES
RECHERCHES BACTÉRIOLOGIQUES ET CLINIQUES
PROPHYLAXIE ET TRAITEMENT

PAR

H. BARBIER ET **G. ULMANN**
MÉDECIN DES HOPITAUX — INTERNE DES HOPITAUX

Avec 7 figures dans le texte.

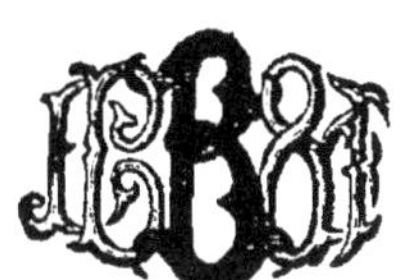

PARIS
LIBRAIRIE J.-B. BAILLIÈRE et FILS
19, RUE HAUTEFEUILLE, 19

1899

LA DIPHTÉRIE

I. — BACTÉRIOLOGIE. MÉDECINE EXPÉRIMENTALE.

Il y a quelques années, la diphtérie était considérée comme une maladie toxi-infectieuse, causée par un bacille présentant toujours les mêmes caractères, ne se trouvant jamais qu'au niveau des fausses membranes, et n'agissant sur l'économie que par les poisons qu'il sécrète.

Cette conception un peu simpliste, conforme aux faits de la médecine expérimentale, mais uniquement à eux, ne répond peut-être pas à toutes les manifestations de la diphtérie chez l'homme. En ce qui concerne le bacille lui-même, l'accord n'est pas encore fait, car on décrit sans aucun doute comme « bacille diphtérique » des formes bacillaires dont le rôle pathogène n'est pas encore définitivement nu et qui peut-être ne sont pas diphtériques; e part, la diphtérie n'est probablement pas rs une maladie purement locale; la présence u bacille a été constatée dans la plupart des viscères; nul doute que les faits ne se multiplient.

Enfin, si dans l'expérience de laboratoire la diphtérie peut être étudiée dans toute sa pureté, c'est-à-dire sans l'adjonction de microbes associés, il faut bien convenir que ce n'est pas sous cet aspect que se présente la diphtérie humaine, où les micro-organismes septiques altèrent l'aspect clinique des muqueuses, modifient sa marche, provoquent des accidents extra-diphtériques, et peuvent amener la mort par septicémie médicale.

1. — DIVERSES FORMES BACILLAIRES RENCONTRÉES DANS LA DIPHTÉRIE.

Outre le bacille long, enchevêtré, donnant, sur sérum, en moins de vingt-quatre heures, des colonies arrondies, blanc grisâtre, dont le centre est plus opaque que la périphérie, et provoquant la mort du cobaye par inoculation sous-cutanée au bout de vingt-six à quarante-huit heures, après avoir amené de l'œdème au voisinage du point d'inoculation et auquel nous réservons le nom de bacille diphtérique de Klebs-Lœffler, on a distingué un certain nombre de formes bacillaires qui en diffèrent soit par leur aspect morphologique, soit par leurs caractères de culture, soit par leur virulence.

1° Bacille pseudo-diphtérique. — Lœffler, le premier, a signalé dans les fausses membranes croupales un bacille qui ressemble à s'y méprendre au bacille diphtérique, mais qui en diffère par un caractère capital, sa non-virulence.

Ce microbe se trouve non seulement dans les fausses membranes diphtériques, mais, souvent, on le rencontre dans le mucus qui recouvre les amygdales des personnes saines.

Pour les uns, ce bacille diffère totalement de celui de la diphtérie ; pour les autres, Roux, Yersin, Martin (1), il n'est qu'un bacille diphtérique atténué.

2° Bacilles moyen et court. — Ceux-ci, décrits pour la première fois par Martin (2), diffèrent du bacille diphtérique proprement dit par leur morphologie : les bacilles courts paraissent plus gros que les bacilles ordinaires à cause de leur peu de longueur ; ils sont souvent disposés parallèlement entre eux.

(1) Sevestre et Martin, Traité des maladies de l'enfance, de Grancher, Marfan, Comby, t. I, p. 524.

(2) Martin, Examen bactériologique de 200 enfants atteints de diphtérie (*Ann. de l'Institut Pasteur*, 1892, p. 335).

Les bacilles moyens, intermédiaires aux deux précédents par leur longueur, ont pour caractère essentiel leur disposition parallèle; aussi sont-ils dénommés, de préférence, *bacilles parallèles* (fig. 1).

Ces microbes sont facilement séparables des vrais bacilles longs par les caractères suivants : ils prennent plus avidement les solutions colorantes, se développent plus abondamment sur la gélose, supportent une température de 20, 22° sans perdre leur vitalité, ils n'acidifient pas le bouillon de culture, contrairement au bacille diphtérique.

Tous les observateurs sont d'accord pour reconnaître que les bacilles court et moyen ont une virulence toujours atténuée, le plus souvent nulle ; aussi se pose-t-on la question de savoir s'ils doivent être considérés comme des bacilles diphtériques atténués ou des bacilles non diphtériques.

Pour les séparatistes, tels que de Martini (1) et Nicolas (2), ces bacilles se distingueraient du bacille diphtérique parce qu'ils poussent sur les milieux ordinaires additionnés de sérum antidiphtérique, tandis que l'addition de sérum empêche le développement du bacille de Lœffler. Au contraire, Carl Frænkel (3) et Spronck (4) ont montré que toutes les cultures, aussi bien celles du bacille diphtérique virulent que celles des bacilles non virulents croissent également bien dans le sérum antidiphtérique. Ce procédé ne nous est donc d'aucun secours pour formuler un diagnostic bactériologique.

Ces mêmes auteurs, Frænkel et Spronk, ont reconnu, par contre, que l'inoculation préventive de sérum antidiphtérique faite au cobaye avant ou

(1) De Martini, Zur Differenzierung der Diphterie von der Pseudodiphterie-bacillen (*Centralblatt für Bakteriol.*, 1897, p. 87).

(2) Nicolas, Pouvoir bactéricide du sérum antidiphtérique (*Comptes rendus de la Société de biologie*, 23 nov. 1895 et *Thèse de Lyon*, Paris, 1895).

(3) C. Frænkel, Zur Unterscheidung des echten und des falschen Diphteriebacillus (*Hygienische Rundschau*, 1896, n° 20).

(4) H. Spronck, Le diagnostic bactériologique de la diphtérie contrôlé par le sérum antidiphtérique (*Semaine médicale*, 1896, p. 317 et *Semaine médicale*, 29 septembre 1897).

après l'injection d'une culture de ces bacilles suspects ne modifie en rien leur action, n'empêche pas la formation de l'œdème sous-cutané qu'ils peuvent produire, tandis que, faite avant l'inoculation d'une culture d'un bouillon ensemencé avec le bacille de Lœffler, elle entrave toute manifestation patholo-

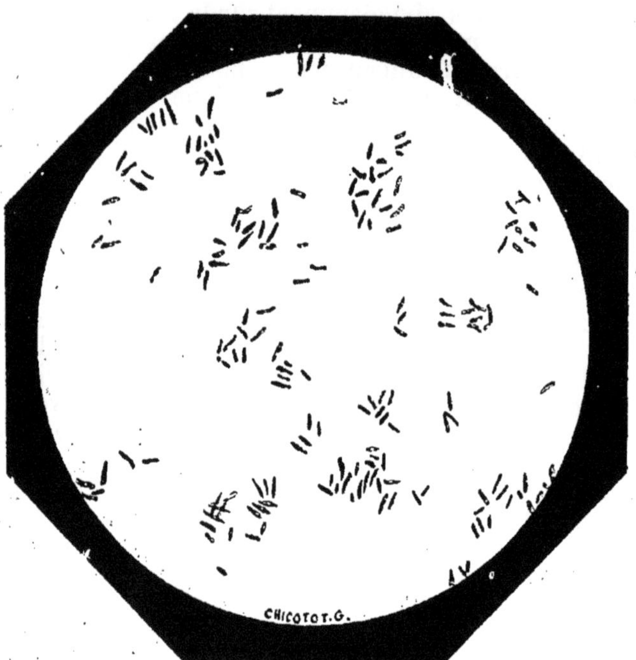

Fig. 1. — Bacilles de la diphtérie.

gique. Ils en concluent que les bacilles court et moyen ne sont pas des bacilles diphtériques.

Martin (1), se basant sur des expériences dans lesquelles il a obtenu un bacille court, en partant d'un bacille long typique, prétend, au contraire, qu'il existe un bacille court qui n'est qu'une forme dégénérée du bacille diphtérique.

(1) SEVESTRE et MARTIN, *loc. cit.*, p. 526.

Quoi qu'il en soit, ce bacille court, possédant les propriétés du bacille diphtérique, doit être considéré comme une exception, et nous pensons que, seul, le bacille long de Lœffler est le bacille diphtérique, que, seule, sa présence sur les milieux de culture ou dans les fausses membranes permet de poser le dia-

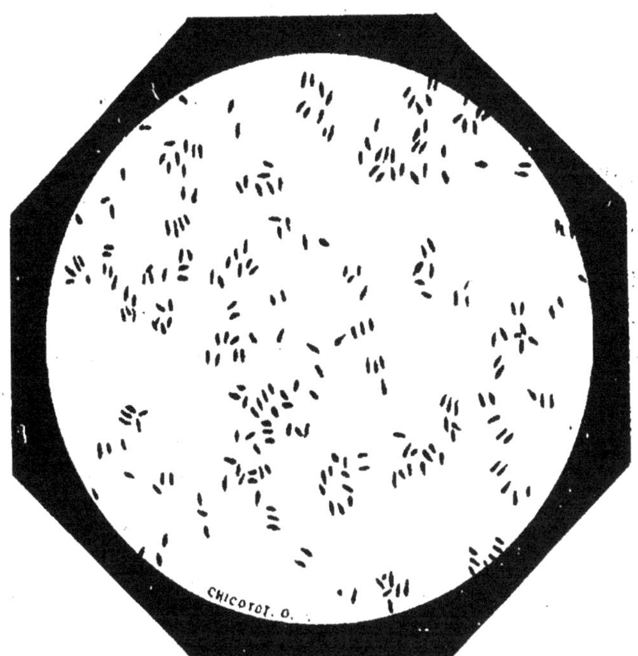

Fig. 2. — Bacilles en navette.

gnostic bactériologique de diphtérie. L'examen des observations que nous avons publiées à la Société médicale des hôpitaux nous a montré que, dans les formes graves ou mortelles de la diphtérie, on mettait toujours en évidence le bacille long.

3° Bacille en navette. — Au cours de nos récentes recherches, faites avec Tollemer, nous avons reconnu, dans la gorge et dans le nez de malades réputés diphtériques, l'existence d'un bacille en forme de navette, confondu jusqu'alors avec les bacilles courts, mais s'en distinguant par ses caractères microscopiques, certaines particularités de culture et son absence complète de virulence.

Le bacille court, en navette, est un bacille plus court, plus large que le bacille diphtérique; ses extrémités sont amincies, d'où un aspect ventru en navette. Il se présente, sous le microscope, en amas et par masses où quelques uns se rangent parallèlement entre eux (fig. 2). Il est uniformément coloré, ne présente pas les grains de coloration propres au bacille diphtérique et que Lœffler avait signalés. Il prend plus fortement les matières colorantes ; traité par le Gram, il reste coloré en violet noir foncé et tranche sur le bacille diphtérique, plus pâle.

Dans le bouillon sur agar, le bacille s'allonge et tend à prendre l'aspect et la disposition du bacille parallèle ou moyen.

On peut établir une comparaison entre ses caractères de culture et ceux du bacille diphtérique (Voy. le tableau, p. 11).

Sa vitalité n'est pas encore nettement connue; dans certains cas, des cultures de 10 à 12 jours réensemencées sur agar ou bouillon sont restées stériles, d'autres fois elles ont encore poussé. Quand on cherche à faire des cultures pures, en partant d'une première culture impure, il arrive souvent aussi que le bacille en navette disparaisse dans les cultures successives, qui ne contiennent plus que le microbe associé : ce fait a été observé avec le bacille diphtérique, avec le staphylocoque.

L'inoculation aux animaux a toujours été négative (cobaye, pigeon, souris) (cultures de quarante-huit heures sur bouillon).

Le bacille en navette se rencontre dans la gorge, mais le nez surtout en fournit des cultures d'apparence pure au bout de vingt-quatre heures. Dans tous les cas, il est associé aux microbes septiques ou au bacille diphtérique. Sa persistance dans la gorge et dans le nez paraît souvent plus courte que les accidents angineux.

MILIEUX DE CULTURE	BACILLE DIPHTÉRIQUE.	BACILLE EN NAVETTE
Sérum de Lœffler..........	Colonies séparées, arrondies, à bords nets, opaques au centre; ou bien traînée un peu humide, vernissée, jaune gris, assez bien limitée.	Colonies séparées irrégulières, à bords flous, transparentes; moins hautes, ou plus souvent traînée très humide, plus jaune, très transparente, diffuse.
Bouillon......	Louche, dépôts adhérents aux parois du verre.	Trouble, dépôt au fond.
Agar glycériné.......	Développement très lent, petites colonies fines, transparentes, à peine visibles.	Développement dès le 1er jour ou retardé au 2e ou 3e. Colonies larges, grises, aboutissant rapidement à un envahissement total du tube, exubérant, verruqueux, à points blancs qui pourraient faire penser à une impureté de culture.

Nous tenons à signaler un fait intéressant, à savoir que les angines où se retrouve ce bacille ne se montrent pas isolées, qu'elles n'apparaissent pas au hasard. Au contraire, elles arrivent par séries, pendant huit jours ou davantage; on en observe alors tous les jours, quelquefois plusieurs par jour, puis on n'en rencontre plus pendant plusieurs semaines, ce qui semble en faveur d'un parasitisme spécial ayant son épidémiologie propre.

Nous avons rencontré ce bacille en navette dans deux conditions différentes :

Trois fois seulement l'angine avait bien les caractères de la diphtérie, mais, en même temps que ce bacille trapu, il existait du bacille diphtérique (bacille long). Dans un de ces cas, où l'examen bactériologique de la gorge nous a donné, sur sérum, une culture pure de bacille de Lœffler, tandis que la culture des sécrétions nasales sur agar présentait des bacilles en navette très abondants, l'inoculation au cobaye fut faite séparément pour le bacille diphtérique, qui tua le cobaye en vingt-quatre heures, avec les lésions de la diphtérie expérimentale, et pour le bacille en navette qui, inoculé aux mêmes doses, ne provoqua aucun phénomène local ou général.

Dans ces observations, le bacille en navette ne doit donc figurer que comme parasite accidentel de la muqueuse nasale.

Dans d'autres circonstances, nous avions affaire à des angines à caractères douteux, les unes sans fausses membranes, les autres avec quelques exsudats d'aspect fibrineux, peu étendus, ne semblant pas subir cette action du sérum, si merveilleuse dans les diphtéries typiques. Or, l'examen bactériologique nous révéla ici la présence du bacille en navette. Nous en possédons une quinzaine d'observations, parmi lesquelles quatre concernent des angines pseudo-membraneuses. Dans ces derniers cas, le bacille en navette figurait constamment associé à d'autres microbes : staphylocoque, streptocoque, cocci divers. Les angines offraient les caractères des lésions herpétiques ou septiques, et les exsudats persistaient ou récidivaient malgré l'injection de sérum antidiphtérique. L'inoculation du bacille en navette est restée négative.

Les autres observations se rapportent à des angines non membraneuses ou à des laryngites. Jamais il n'y a eu de signes d'infection ou d'intoxication rappelant ceux de la diphtérie. Ici, encore, le sérum, n'a pas manifesté d'action curative.

Pour ces différentes raisons, il y a lieu de séparer le bacille en navette du groupe du bacille diphtérique long ou court et de le considérer comme un parasite accidentel des muqueuses et, en particulier, de celle du nez, sur lesquelles il pullule, par instants, sous des influences que nous ne connaissons pas.

Ce bacille, inoffensif pour les animaux, est-il pathogène pour l'homme dans une certaine mesure ? Cette hypothèse est peu plausible : les angines dans lesquelles on le rencontre affectent l'aspect et la marche bien connus ou de la diphtérie quand il y a du bacille diphtérique, ou des angines septiques pour les autres. Or il est à remarquer que dans toutes celles-ci l'ensemencement sur milieux convenables a toujours donné des cultures très abondantes de microbes septiques, comme cela arrive toutes les fois que ces derniers donnent lieu à un processus infectieux sur les muqueuses de la gorge et des voies respiratoires. Il y a donc lieu de considérer le bacille en navette comme un microbe saprophyte. Ces faits ont été l'objet d'une communication de l'un de nous à la Société médicale des hôpitaux (1) et, depuis, Gastou (2) en a rapporté de nouveaux cas. Ajoutons que l'examen des gorges des malades sortant guéris du pavillon de la diphtérie à l'hôpital Trousseau nous a révélé sept nouveaux cas de présence du bacille en navette soit dans le nez, soit dans la gorge. En résumé, plus la question bactériologique fait de progrès et plus on arrive à séparer cliniquement et bactériologiquement les accidents laryngopharyngés attribuables à d'autres micro-organismes que le bacille long, et à constituer celui-ci comme le microbe type de la diphtérie.

2. — PRÉSENCE DU BACILLE DIPHTÉRIQUE DANS LES VISCÈRES.

Jusqu'à ces derniers temps, la diphtérie était considérée comme une maladie à lésion purement locale ; il était admis que le bacille restait cantonné dans les fausses membranes (peau, muqueuses de la gorge, du nez, du larynx, des bronches, de la trompe

(1) Barbier, *Société médicale des hôpitaux*, 27 nov. 1897.
(2) Gastou, *Journal de clin. et de thérap. infantiles*, 6 déc. 1897.

d'Eustache, de la vulve, etc.), à leur face profonde en particulier, et que les accidents de la maladie étaient dus à l'absorption de la toxine fabriquée à ce niveau. L'un de nous a montré, il y a plusieurs années déjà, que le bacille se rencontre également dans les mucosités du pharynx, dans celles du nez et dans le jetage séreux, séro-hémorragique ou purulent qui s'écoule du nez de certains malades. Depuis, quelques observateurs l'ont décelé dans le mucus bronchique, dans le poumon, dans les foyers de bronchopneumonie (1), dans les tissus enflammés autour des incisions trachéales (2), dans les ganglions (3), dans les reins, dans le foie (4).

L'année dernière, nous avons entrepris de nouvelles investigations anatomiques, guidés par des faits et par une pure conception théorique : 1° deux examens positifs de pulpe de ganglions cervicaux avec présence du bacille faites par l'un de nous depuis quatre ou cinq ans ; 2° la nature si particulière des accidents paralytiques, leur rapport presque constant avec le siège des fausses membranes, leur prédilection à se localiser sur les centres bulbo-protubérantiels, extrémités centrales des neurones laryngo-pharyngés.

Sur onze malades décédés, dont nous avons pu faire l'autopsie (5), avec Tollemer, nous avons pratiqué des investigations bactériologiques ou viscérales selon la technique suivante :

L'encéphale est retiré de la boîte crânienne soit au début de l'autopsie, soit en dernier lieu et alors par une autre personne que celle qui avait ouvert le thorax et enlevé les organes.

Le bulbe et la protubérance étant séparés du cerveau par section des pédoncules cérébraux, la surface de la

(1) Darier, *Thèse de Paris*, 1886. — Kutscher, *Zeitschrift für Hygiene*, XVIII). — Belfanti, *Lo Sperimentale*, 1891.

(2) Spronck, Bacilles de la diphtérie dans l'œdème avoisinant les plaies de la trachéotomie (*Centralblatt für allgem. Path. und path. Anatomie*, n° VII, 1er avril 1896).

(3) Frosch, *Zeitschrift für Hygiene*, 1893.

(4) Kutscher, *loc. cit.*

(5) *Société médicale des hôpitaux*, Séance du 29 oct. 1897.

protubérance est cautérisée à l'aide d'un fer rouge qui enlève la pie-mère et laisse à nu la substance nerveuse cautérisée. Celle-ci étant cautérisée à nouveau au fer rouge, un fil de platine stérilisé, introduit dans la substance, en ramène des parcelles qui sont ensemencées.

Il a été plusieurs fois procédé autrement : la surface de la protubérance ou du bulbe étant fortement cautérisée, un bistouri porté au rouge coupait transversalement l'organe, et le fil de platine, plongé par cette section, ramenait les fragments à ensemencer.

Nous retirions ensuite les ganglions du cou avant l'ouverture de la cage thoracique. La surface du ganglion était largement cautérisée au fer rouge et le point cautérisé était ponctionné avec un bistouri pointu, porté au rouge et encore très chaud. Un fort fil de platine stérilisé, plongé dans la substance ganglionnaire, servait à ensemencer les tubes.

La cage thoracique étant ouverte, le péricarde étant incisé, le cœur est attiré en avant, l'oreillette droite dégagée est fortement cautérisée, et une pipette stérilisée est introduite dans l'oreillette par piqûre du point cautérisé. Le sang étant aspiré, les tubes étaient ensuite ensemencés.

Le pharynx, le larynx, la trachée et les bronches sont ensuite enlevés avec le cœur et les poumons.

La trachée était ensemencée en l'incisant avec des ciseaux flambés et en prenant la semence à l'extrémité inférieure, le plus loin possible de la section.

Les poumons étaient ensemencés soit au niveau des foyers de broncho-pneumonie, soit au niveau des ecchymoses sous-pleurales. Pour cela, leur surface, fortement cautérisée au fer rouge était ponctionnée à une profondeur de deux ou trois millimètres avec un bistouri porté au rouge et encore chaud. Un fil de platine fort introduit de quelques millimètres dans la substance du poumon, parallèlement à la surface, servait à ensemencer les tubes.

La rate, les reins, les autres organes étaient ensemencés avec les mêmes précautions.

Comme milieux de cultures, nous avons employé simultanément le bouillon peptonisé, l'agar glycériné et le sérum solidifié, additionné avant gélatinisation de 1 pour 3 de bouillon salé, sucré et peptonisé, suivant la formule de Lœffler.

Les résultats de nos investigations nous ont amenés aux conclusions suivantes :

Chez trois malades, nous avons retrouvé le bacille et le bacille était virulent, deux fois dans les ganglions cervicaux, une fois dans les ganglions bronchiques, une fois dans les ganglions qui confinent au nerf phrénique le long du péricarde.

Dans l'arbre bronchique et dans le poumon, si on laisse de côté les cas où il existe de la bronchite membraneuse, on retrouve, d'une façon constante, le bacille soit pur, soit associé aux microbes septiques : pur, si l'on ensemence les noyaux hémorragiques dans les poumons non atteints de broncho-pneumonie ou de bronchite fine ; associé, lorsqu'on ensemence les noyaux de broncho-pneumonie, le pus des bronches, ou même les mucosités trachéo-bronchiques, lorsque la muqueuse ne présente à l'œil nu ni fausses membranes, ni trace d'inflammation.

Le sang du cœur a été trouvé stérile sauf dans un cas où on a trouvé des amas bacillaires mal colorés, allongés, en état manifeste d'involution. Nous n'en tirerons aucune conclusion, mais il est bon de rapprocher ce cas des résultats positifs obtenus par Frosch (1), Kanthoc et Stephens (2).

L'ensemencement de la rate a été positif une fois ; l'examen des centres bulbo-protubérantiels, cinq fois. Trois malades avaient des bacilles à la fois dans le bulbe et la protubérance. Le quatrième n'en présentait que dans le bulbe ; le cinquième, dans la protubérance.

Le cerveau a été stérile dans les quatre cas où l'ensemencement a été fait, soit avec la substance corticale, soit avec la substance grise du corps strié.

Les reins, examinés quatre fois, ont toujours été stériles.

Les premières cultures obtenues ont toujours été abondantes, en particulier avec les centres bulbo-protubérantiels. Leur aspect avait une forme particulière que nous devons signaler. Alors que, dans certains cas, les colonies avaient l'aspect bien connu

(1) Frosch, *loc. cit.*
(2) Kanthoc et Stephens, *The Lancet*, 1896.

des cultures sur sérum, dans d'autres, les colonies, peu nombreuses, grandissaient rapidement d'une façon démesurée; en trois ou quatre jours, elles atteignaient une étendue de 6 à 10 millimètres, à bords nets, irrégulièrement cycliques, à surface luisante, à centre opaque un peu surélevé. Cet aspect a été observé aussi plusieurs fois sur les cultures obtenues avec l'œdème inoculatoire des cobayes; il ne se retrouvait pas sur les cultures en séries successives.

La virulence des bacilles retirés des ganglions, de la rate, du poumon, et, en particulier, du bulbe et de la protubérance, a été, dans tous les cas, très grande. Les cobayes succombaient en moins de vingt-quatre heures, aux doses de quatre gouttes de bouillon de quarante-huit heures par cent grammes d'animal. Ils présentaient les lésions classiques de la diphtérie expérimentale.

Il est à noter que jamais l'ensemencement des organes internes n'a donné du bacille pur, mais qu'on le trouvait toujours associé au streptocoque, au staphylocoque, ceux-ci plus ou moins abondants.

L'état des organes ensemencés ne présentait aucune particularité bien saillante. Les ganglions étaient plutôt violacés et hémorragiques, quelquefois pâles, différant d'aspect de ceux où on ne trouvait que des microbes septiques. Les centres nerveux étaient congestionnés. Dans le poumon, dans la rate, une fois dans les capsules surrénales, il y avait des foyers hémorragiques, sans traces, à l'œil nu, du processus inflammatoire, et, en particulier, dans le poumon, ils siégeaient en plein parenchyme sain.

Dans une communication ultérieure, l'un de nous a complété ces résultats, en donnant ceux fournis par l'examen de nouveaux cas. Si on ajoute ceux-ci aux précédents, on arrive à cette conclusion provisoire, c'est que les bacilles ont été retrouvés 9 fois dans les centres bulbo-protubérantiels, 4 fois dans les ganglions.

On peut donc conclure que, sous certaines influences, au premier rang desquelles, comme nous le

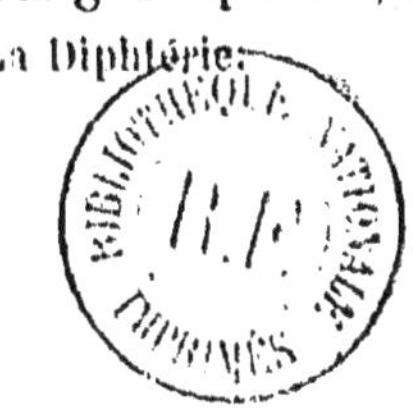

verrons, il faut placer celles d'autres poisons bactériens agissant en même temps ou antérieurement, le bacille diphtérique peut envahir les tissus et créer dans nos organes des foyers d'intoxication d'autant plus redoutables qu'ils échappent à la vue et qu'ils sont indépendants de la marche et de l'aspect de l'angine. Que ces bacilles soient versés directement dans le courant sanguin au niveau des amygdales ou du pharynx, ce qui est peu probable ; qu'ils y arrivent inclus dans des cellules lymphatiques qui n'ont pu les détruire, ou qu'ils émigrent dans les gaines périlymphatiques nerveuses, peu importe, puisqu'ils n'en constituent pas moins de véritables foyers infectieux, dont la culture donne des microbes doués d'une virulence extrême. Dans certains cas, on a pu les rencontrer ainsi dans le bulbe alors qu'ils n'existaient plus dans les voies aériennes.

Richardière (1) a continué ces recherches, et les observations qu'il a recueillies confirment les faits précédents, de sorte que la présence du bacille de Lœffler dans les organes est loin de constituer une rareté. Les résultats obtenus montrent qu'en dehors du poumon, le bacille diphtérique se trouve à peu près exclusivement dans la rate, rarement dans le sang, mais surtout dans les centres nerveux bulbo-protubérantiels. Dans une observation qui concerne un enfant atteint d'angine diphtérique constatée bactériologiquement au moment de l'entrée de l'enfant à l'hôpital, les bacilles de Lœffler avaient disparu de la gorge dix jours avant la mort. La gorge de l'enfant ne renfermait plus que du streptocoque, quand il succomba, vingt et un jours après son entrée à l'hôpital. A l'autopsie de cet enfant, le bacille diphtérique existait à l'état de pureté, sans association microbienne, dans le bulbe et dans la protubérance. Dans une autre observation, le bacille de Lœffler, associé au streptocoque existait uniquement dans les

(1) Richardière, Tollemer et Ulmann, *Société médicale des hôpitaux*, 21 janvier 1898.

centres bulbo-protubérantiels. Il faisait défaut dans tous les organes, même dans les poumons.

Il ne nous semble donc pas exact de dire que la diphtérie est à proprement parler une maladie locale : car elle se montre comme une infection qui peut se généraliser.

Nous ajouterons cependant un mot pour compléter notre pensée sur la façon dont nous comprenons cette généralisation. Il ne s'agit pas, à notre sens, d'une infection sanguine massive, comme dans l'infection pneumococcique de la souris, amenant la mort par septicémie véritable, c'est-à-dire par pullulation, dans le sang, des microbes qui se développent en altérant les liquides du plasma et les éléments figurés du sang. La nature, redoutable au point de vue toxique, du poison diphtérique, ne permettrait pas à une pareille diffusion de se produire. D'autre part la diphtérie, par sa prédilection pour les organes lymphoïdes, indique que c'est par les lymphatiques, et vraisemblablement par les cellules blanches phagocytes, que l'infection doit se faire. La fréquence du bacille dans les ganglions en est une preuve. Il est donc probable que l'invasion de la diphtérie doit présenter des analogies avec la diffusion du bacille tuberculeux à la suite de la tuberculose ganglionnaire, et que les bacilles révélés par les cultures dans les centres nerveux représentent des foyers isolés, provenant de la greffe de ces bacilles entraînés par des phagocytes qui, n'ayant pu résister à la toxine diphtérique, ont charrié des bacilles vivants qui se développent dans les foyers précités. Ceci explique vraisemblablement leur peu d'étendue et la possibilité de leur existence sans que les cultures du sang soient positives.

Quoi qu'on en pense, il résulte de cette constatation des bacilles diphtériques dans les viscères, des considérations d'un grand intérêt pratique.

C'est qu'au point de vue général, *l'angine avec ses caractères objectifs ne représente qu'un miroir infidèle et incomplet de la maladie*. La présence des bacilles en grand nombre en dehors des fausses membranes, loin de celles-ci, dans les produits d'inflammation septique, même sur les muqueuses en apparence saines, leur existence dans les parenchymes nous montrent qu'*il y a, en dehors des lésions diphtériques classiques et quelle qu'en soit l'étendue, des sources d'intoxication redoutables dont il faudra chercher les signes révélateurs ailleurs que dans la constatation pure et simple d'une angine plus ou moins grave.*

La présence du bacille dans les centres bulbaires jette également un certain jour sur la pathogénie des paralysies diphtériques et des accidents bulbaires, qu'on observe si souvent au cours de la diphtérie.

3. — ASSOCIATIONS MICROBIENNES DANS LA DIPHTÉRIE.

Lorsqu'on ensemence sur sérum et sur gélose des parcelles de fausses membranes retirées de la gorge d'un diphtérique, on voit presque constamment se développer, à côté des colonies du bacille de Lœffler, un semis de fines colonies de streptocoques et des traînées blanchâtres de staphylocoques. C'est là un fait d'observation courante, mais sur l'interprétation duquel les pathologistes sont loin d'être d'accord.

Chacun sait, en effet, que certains microbes (streptocoques, staphylocoques, pneumocoques, tétragènes, leptothrix, etc.), sont les hôtes habituels des cavités buccale et nasale de la plupart des sujets bien portants ; le fait de les retrouver sur des cultures provenant de l'ensemencement de la gorge d'un individu atteint de diphtérie peut donc paraître, au premier abord, et toutes proportions gardées, n'avoir aucune importance au point de vue de la genèse des accidents locaux ou généraux observés au cours de cette affection. Mais il n'en est pas ainsi.

Il y a plusieurs années, l'un de nous (1) a montré que, dans la gorge de certains diphtériques, à côté d'un streptocoque à gros grains, peu virulent, dont

(1) BARBIER, *Archives de médecine expérimentale*, mai 1891.

la présence n'a aucune signification pathologique (streptocoque α) : on trouve un autre streptocoque, le « streptocoque β », extrêmement important, dont l'étude bactériologique a été faite à ce moment.

Semblable au streptocoque de l'érysipèle, ce microorganisme déterminait, chez le cobaye, animal relativement réfractaire, des lésions inflammatoires très étendues au lieu d'inoculation avec lymphangite et adénite à distance.

Les cobayes succombaient à des phénomènes septiques, et, à l'autopsie, on trouvait presque toujours de la péritonite de voisinage ou généralisée, et souvent de la pleurésie ou de la péricardite.

Les liquides inoculatoires, la sérosité péritonéale, celle des autres séreuses, le sang du cœur donnaient des cultures pures de streptocoques.

Ce streptocoque semble donc, d'après ces expériences, très virulent.

Mais ce n'est pas tout ; ce streptocoque a-t-il une action sur les muqueuses et ne peut-il favoriser le développement ultérieur de la diphtérie ?

Si l'on dépose sur la muqueuse vaginale de femelles de cobaye, au moyen d'un fil de platine stérilisé, une culture récente de streptocoques, on voit se développer une vaginite légère et curable qui se manifeste par de la rougeur et par un suintement muco-purulent. Si de la même façon on se sert de streptocoques et de diphtérie, on observe, dès le lendemain, une vaginite intense, qui rappelle par ses caractères l'aspect de la muqueuse pharyngée chez l'homme, dans les formes infectieuses de la diphtérie ; la muqueuse vaginale est le siège d'une congestion qui va parfois jusqu'à l'hémorragie ; il existe un suintement séro-fibrineux, quelquefois rosé, beaucoup plus abondant qu'avec le streptocoque seul. L'irritation se propage à la vulve. Celle-ci est recouverte d'exsudats jaunâtres, parfois infiltrés de matière colorante du sang, et d'une couleur rouge brun. On peut, avec une aiguille de platine, détacher des lambeaux pseudo-membraneux.

La mort peut survenir, ou bien les phénomènes

s'améliorent et, vers le cinquième ou le sixième jour, la muqueuse a repris sa teinte normale, conservant seulement par places, à l'entrée du vagin, des ulcérations recouvertes d'un exsudat grisâtre, qui ne tardent pas à se cicatriser.

Nous avons observé également chez un de nos animaux, un fait qui mettrait sous un jour particulier le rôle que peut jouer le streptocoque vis-à-vis de la diphtérie.

Une femelle de cobaye qui, quatre semaines auparavant, nous avait servi pour étudier l'action du streptocoque sur les muqueuses et qui avait présenté une vaginite streptococcique expérimentale, reçut sur le vagin du bacille diphtérique seul. Dès le lendemain, elle présentait des symptômes semblables à ceux de l'inoculation mixte et mourait dans les convulsions.

Cette observation montrerait que, pour s'influencer, les deux infections ne doivent pas nécessairement être contemporaines ; elle mettrait au moins en relief l'importance qu'il faut attacher à une affection streptococcique passée ou latente.

Mais ce n'est pas à cette virulence plus grande que se bornent les différences qui séparent le streptocoque que nous venons de décrire du streptocoque banal de la gorge des sujets sains ; ce streptocoque virulent ne reste pas localisé dans la gorge des sujets atteints de diphtérie, on le retrouve dans le sang, dans les ganglions du cou suppurés ou non, dans certains foyers d'irritation viscérale.

Devant de tels faits, il est impossible de ne pas reconnaître que la présence de ce streptocoque doit jouer un rôle dans la marche et l'évolution de la maladie ; mais les rapports réciproques qui unissent l'action pathogène du bacille diphtérique et celle de ce microbe sont assez complexes. Il y a à envisager, d'une part, l'action propre du bacille sur les muqueuses, action prédisposant à l'infection secondaire par le streptocoque, puisqu'elle détruit l'intégrité des muqueuses, en y déterminant un foyer de nécrose ; inversement, l'action du streptocoque, agissant avant toute atteinte du bacille de Klebs-Lœffler, peut créer, sur les muqueuses, un milieu favorable à la diphtérie; d'autre part, l'influence que le bacille diphtérique et les microbes dont nous nous occupons exercent réciproquement sur leur virulence propre. Or, à ce point de vue, l'expérience montre que la coexistence du bacille de Lœffler et du streptocoque exalte la virulence de ces deux organismes. C'est ainsi que Roux et Yersin ont rendu de la virulence à un bacille diphtérique affaibli, en le cultivant au contact d'un streptocoque virulent provenant d'un érysipèle.

Plus tard, Bernheim (1), Bonhoff (2) ont de même constaté que, dans les cultures, le streptocoque favorise le développement du bacille, augmente sa virulence; les expériences d'inoculation de ces auteurs chez les animaux leur ont montré également que l'infection simultanée par le streptocoque et le bacille était plus grave que celle produite dans les mêmes conditions par le bacille diphtérique agissant seul.

C'est en s'appuyant sur les faits expérimentaux qui précèdent que l'un de nous (3), tenta d'établir un type pathogénique de diphtérie streptococcique due à une action concomitante des deux microorganismes s'exaltant réciproquement, type ayant son aspect, son évolution, ses complications propres et présentant toujours un caractère de haute gravité, ce type s'opposant à la diphtérie pure ayant, elle aussi, son aspect, sa marche et ses complications. Sans insister maintenant sur les caractères cliniques qui distinguent ces deux formes, caractères sur lesquels nous aurons l'occasion de revenir longuement dans la partie clinique de ce travail, ajoutons qu'entre ces deux types de diphtérie pure et de diphtérie streptococcique, nous avons reconnu l'existence de formes de gravité variable à l'examen desquelles on trouve le bacille associé non plus à des streptocoques, mais à des cocci divers et à des staphylocoques. Nous

(1) Bernheim, *Zeitschrift für Hygiene*, XVIII. *Berliner klinische Wochenschrift*, 1895, n° 4.
(2) Bonhoff, *Hygienische Rundschau*, 1896, n° 3.
(3) Barbier, *loc. cit.*

n'avons plus alors d'accidents septiques suraigus, mais des phénomènes locaux particuliers qui doivent faire ranger ces formes dans un autre cadre d'association. Malheureusement, les documents précis sur cette catégorie d'associations ne sont pas nombreux. Bernheim avoue que les produits de nutrition du staphylocoque favorisent le développement du bacille diphtérique. De Blasi et Russo Travali (1), ont montré de même que l'inoculation simultanée au cobaye du bacterium coli et du bacille de Lœffler est plus rapidement mortelle que celle du bacille seul.

Ces idées sur les associations microbiennes dans la diphtérie ont été l'objet d'interprétations très diverses et ont suscité des objections variées. Certains auteurs, se basant sur la présence du streptocoque dans la gorge des sujets sains et dans presque tous les exsudats diphtériques, refusent de reconnaître une forme spéciale de diphtérie causée par l'association du streptocoque au bacille long; d'autres, au contraire, attribuant aux résultats de l'ensemencement une importance plus grande qu'il ne le comporte, prétendent, par cet examen seul, pouvoir déclarer une diphtérie associée ou non et se trouvent ainsi mettre la bactériologie en désaccord avec la clinique, car la bactériologie mal interprétée leur faisait dire diphtérie associée là où la clinique montrait la diphtérie la plus typique, la plus classique.

Si on néglige l'aspect morphologique du streptocoque rencontré, sa virulence plus ou moins grande, constatée par des inoculations aux animaux, sa plus ou moins grande abondance en culture, l'objection qu'on apporte ainsi contre cette forme de diphtérie streptococcique n'a pas plus de valeur qu'elle n'en aurait contre la nature streptococcique reconnue de la broncho-pneumonie, ou, dans un autre ordre d'idées, contre la nature coli-bacillaire de nombreuses diarrhées, sous prétexte que le colibacille est l'hôte habituel de l'intestin.

Dans le second cas, il y a un véritable abus dans

(1) De Blasi et Russo Travali, *Ann. de l'Institut Pasteur*, 1898.

l'interprétation des résultats obtenus par les cultures; on ne peut prétendre donner une image réelle et exacte des phénomènes morbides qui se passent chez le malade, en énonçant purement et simplement dans une nomenclature sans critique les microbes plus ou moins nombreux que renferment les tubes d'ensemencement. Il faut autre chose; ce critérium que l'on cherche, on le trouve dans l'examen des phénomènes observés chez le sujet, dans l'appréciation de la qualité, de la quantité des microorganismes cultivés, et surtout dans les rapports scientifiques que l'on est en droit d'établir entre la nature des premiers et les effets pathogènes des seconds, démontrés par l'expérimentation (1).

L'examen bactériologique simple de la gorge des malades est donc insuffisant pour juger cette question des associations microbiennes. Il faut avoir recours d'une part à des investigations bactériologiques plus compliquées qui montreront la virulence spéciale des microbes, qui indiqueront leur présence, non seulement dans la gorge mais dans les liquides de l'organisme et dans les viscères, et qui imposeront ainsi, d'une manière évidente, la conclusion d'une symbiose morbide des stretocoques ou des autres cocci avec le bacille de Lœffler. Il faudra, d'autre part, se baser sur une étude clinique approfondie qui montrera les modifications qu'apporte au tableau clinique de la diphtérie la présence active de microbes qui tantôt s'y trouvent comme agents de complications, c'est-à-dire déterminant une infection surajoutée, localisée sur un organe, qui évolue pour son propre compte, sans modifier la marche générale de la maladie; tantôt, au contraire y jouent un rôle plus actif, en s'associant au bacille de Lœffler et, par cette union, entraînent une exaltation réciproque de la virulence des deux microbes.

En somme, on peut résumer de la façon suivante les lois biologiques fondamentales qui semblent

(1) BARBIER, *Exposé de titres*, 1898.

résulter des faits expérimentaux que nous n'avons pu qu'esquisser ici bien sommairement.

1° En dehors de leur action sur l'organisme, c'est-à-dire sur les actes locaux ou généraux de défense contre l'infection, le bacille diphtérique s'exalte dans les milieux de culture qui renferment du streptocoque.

2° En tant que facteur de lésion locale, l'un et l'autre de ces microorganismes favorise, le premier en date, l'effraction pathogène de l'autre.

3° Dans le cas d'infection mixte, générale, l'organisme obéit aux lois qui modifient et diminuent la résistance des agents actifs de résistance, quand l'organisme est imprégné déjà par une toxine ou une infection, au moment où une autre infection l'envahit.

En ce qui concerne la diphtérie, le fait est si vrai, que nous en retrouverons toute l'importance en parlant du traitement, puisque les expérimentateurs ont montré qu'*un mélange de toxine diphtérique et d'antitoxine, inoffensif pour un cobaye dans certaines conditions, provoque des accidents, si ce cobaye a été impressionné antérieurement par d'autres poisons bactériens.* C'est une des lois fondamentales et bien établies des variations de résistance aux infections, et dont nous allons, à chaque pas, relever l'importance dans les chapitres qui vont suivre.

Aussi, la meilleure démonstration que nous puissions donner de l'existence et de l'importance des associations microbiennes dans la diphtérie, c'est l'étude clinique des divers aspects de la maladie, étude que nous allons maintenant aborder.

II. — PARTIE CLINIQUE. DIPHTÉRIES PURES. — DIPHTÉRIES ASSOCIÉES.

Nous n'avons nullement l'intention d'apporter ici une nouvelle description du tableau de la diphtérie. Ce n'est pas l'analyse détaillée de chacun de ses symptômes que nous voulons exposer. Supposant connues la marche générale et les diverses modalités de la maladie, telle qu'on la décrit dans les classiques, nous nous contenterons de mettre en relief les différences que la clinique, confirmant en cela les résultats de l'étude bactériologique et de la médecine expérimentale permet d'établir entre les diverses formes de diphtéries pures et de diphtéries associées. Il est passé d'usage de décrire, comme on le faisait à l'exemple de Trousseau, des diphtéries légère, toxique, hypertoxique. Sans doute le pouvoir toxique du poison diphtérique peut varier d'un cas à l'autre et amener, dans les diphtéries causées par le seul bacille de Lœffler des accidents plus ou moins sérieux permettant de distinguer une forme légère et une forme grave répondant à la dénomination de diphtérie toxique. Toutefois, le clinicien doit avoir présent à l'esprit, avant d'employer cette expression, qu'elle ne doit s'appliquer qu'aux diphtéries pures aggravées par une virulence spéciale du bacille de Lœffler, et non pas aux diphtéries aggravées par l'association d'autres microbes pathogènes.

Ce qui domine, en effet, dans l'histoire clinique de la diphtérie, c'est la distinction capitale qui s'impose entre la diphtérie pure et les diphtéries associées. Aussi, pour plus de clarté, nous renoncerons à nous servir du terme « toxique », qui pourrait prêter à des confusions, et nous nous contenterons de diviser les cas de diphtéries pures en bénins et graves, et cette expression « grave » indiquera une diphtérie avec virulence toute spéciale du bacille de Lœffler.

Quant au terme « diphtéries associées », nous rappellerons, une fois de plus, qu'il ne faut pas entendre par là tous les cas où l'on rencontre du staphylocoque ou du streptocoque ou d'autres microorganismes sur les milieux de culture ensemencés avec des fausses membranes ou des sécrétions des muqueuses atteintes. Ce n'est pas la présence de plusieurs organismes dans les tubes de sérum et d'agar qui donne à elle seule la notion d'association, mais ce qui en donne la démonstration, c'est la preuve péremptoire de leur action pathogène, preuve fournie non seulement par la constatation de leur virulence lorsqu'il est possible de la rechercher expérimentalement, mais encore par les caractères spéciaux que le clinicien constate dans ces cas, caractères qu'il sait ne pouvoir attribuer qu'à l'action de ces microbes.

A ce sujet, nous désirons expliquer plus en détail notre pensée, pour éviter toute confusion.

Une loi générale, la même pour toutes les causes d'irritation de nos tissus, montre qu'au niveau des points d'action d'une de ces causes morbides, l'organisme réagit d'une façon toujours la même : afflux de globules blancs, destinés à la phagocytose. Voilà l'acte fondamental. D'autres circonstances le favorisent ; c'est en particulier la dilatation des vaisseaux, la congestion, qui non seulement amène une plus grande quantité de globules blancs, mais, par une circulation plus active et un apport d'oxygène plus grand, active les phénomènes d'échange qui se passent au point lésé. C'est là le phénomène qu'on appelle, par tradition, l'inflammation et qui se traduit par les signes classiques de celle-ci. Mais l'ensemble de ces phénomènes et l'évolution ultérieure de la lésion du *nodule infectieux*, diffus ou localisé, est régi impérieusement par la qualité du germe, et par les propriétés des toxines qu'il sécrète. C'est là ce qui détermine la spécificité de la lésion. Tel microorganisme appellera pour ainsi dire à lui les globules blancs, c'est-à-dire ne sécrétera pas de substance capable de provoquer chez eux ces effets de répulsion qu'on observe expérimentalement sur les protoplasmas végétaux, au contact de certaines substances ; tel autre sécrétera des substances vaso-dilatatrices et congestives, enfin déterminera dans les cellules ou les noyaux une excitation aboutissant à la multiplication par division indirecte ; à un autre point de vue, on devra considérer leur action fermentative sur les matières albuminoïdes des corps cellulaires. Cet ensemble de modifications se traduit grossièrement à l'œil des cliniciens, comme nous l'avons vu plus haut, par les signes objectifs bien connus de l'inflammation vulgaire. Il suppose dans tous les cas pour sa réalisation des organismes doués de certaines qualités pathogènes, assez peu élevés dans l'échelle de virulence pour ne pas tuer d'emblée les cellules, pour ne pas les repousser loin du foyer primitif, pour ne pas faire contracter les vaisseaux. Or ce sont précisément des propriétés inverses que possède au plus haut degré la toxine ou le bacille de la diphtérie. On n'a jamais provoqué chez les animaux de lésions — vulgairement inflammatoires — par l'inoculation, non plus qu'on n'a jamais observé dans les laboratoires, de la suppuration des tissus ou des muqueuses avec le bacille seul ; mais l'expérimentation montre chez le cobaye, par inoculation sous-cutanée qui laisse observer l'infection dans toute sa pureté, l'apparition d'un œdème blanc, nécrotique, où les lésions dégénératives dominent. Pas d'injection vasculaire, pas de leucocytose excessive, et si de-ci, de-là, au pourtour, on relève quelques hémorragies, elles sont dues à un mécanisme tout autre que celui de la congestion inflammatoire active : à une nécrose avec paralysie de la paroi vasculaire.

A ce point de vue donc, et en comparant son action à celle des microbes septiques, on peut dire que cliniquement la diphtérie à l'état de lésion pure, ne se manifeste pas par les caractères classiques de l'inflammation, et que celle-là est surtout la conséquence de la nécrose des cellules, accompagnée d'une vaso-constriction plus ou moins étendue au pourtour de la zone d'action du foyer infectieux. Nous avons pu mettre ces différences d'aspect bien en lumière, en inoculant sous la peau du ventre soit à deux cobayes soit à un seul de chaque côté et séparément, des cultures de bacille diphtérique pur et de microbes septiques divers.

Ces faits, qui reposent sur les bases solides de l'expérimentation sur les animaux, la clinique nous les révèle chez l'homme avec des caractères aussi frappants.

De même que dans nos expériences, nous avions obtenu deux sortes de lésions, de même nous retrouverons, en clinique, deux sortes d'angines : les unes où l'aspect de la muqueuse dénote par sa pâleur cette action vaso-constrictive et nécrotique du poison diphtérique, les autres où la rougeur, l'adénite, et d'autres phénomènes sur lesquels nous reviendrons, rappellent la septicité des microorganismes qui les produisent.

Dans tous les cas, on peut dire qu'il n'y a jamais contradiction entre la clinique et la bactériologie à condition, encore une fois, que celle-ci soit faite avec toutes les garanties de l'expérimentation. Ces faits nous amènent à regarder comme bien fondée notre division des accidents diphtériques en deux catégories :

1° Diphtéries pures..... { bénigne. / grave.
2° Diphtéries associées.

Nous joignons, à l'appui de cette description, quelques observations typiques de malades qui ont séjourné au pavillon de la diphtérie, à l'hôpital Trousseau, dans le service de M. le Dr Richardière que l'un de nous suppléait à ce moment.

1. — DIPHTÉRIES PURES.

A. **Formes légère et moyenne.** — 1° Angines. — L'existence de ces formes de diphtéries, plus rares à l'hôpital, où elles restent rarement pures, est légitimée surtout par l'aspect de la muqueuse.

Le début est toujours peu significatif, sourd, insidieux; il y a peu ou point de phénomènes généraux, on note cependant quelque lassitude, de l'abattement, de la céphalalgie, de l'inappétence; les parents parlent parfois de fièvre; mais, à l'entrée à l'hôpital, la température ne dépasse pas 38°. La douleur de la gorge est peu accentuée et n'empêche sensiblement ni la déglutition, ni la phonation. Les malades ne s'en plaignent pas.

L'examen de la gorge par le clinicien comprend : 1° l'aspect et l'étendue des fausses membranes;

2° l'état de la muqueuse aux pourtours des foyers membraneux; 3° les stigmates pathologiques des organes voisins.

En ce qui concerne les fausses membranes, il ressort des faits cliniques et anatomiques que nous avons publiés, qu'elles ne sauraient, par leurs caractères visibles, donner des renseignements exacts sur la gravité ou la non-gravité des cas qu'on a sous les yeux. C'est une manière de voir qui va un peu contre les habitudes classiques, mais qui repose sur des relevés d'observation d'une part, et sur des autopsies de l'autre. Sans doute les fausses membranes très étendues peuvent être considérées théoriquement comme accompagnant des formes cliniques dans lesquelles les phénomènes d'intoxication peuvent être plus accentués que dans d'autres : mais ce n'est pas une loi. C'est ainsi que dans le groupe des diphtéries pures, nos relevés montrent que la guérison est aussi vite obtenue sous l'influence du sérum dans les diphtéries à localisations cutanées, nasales, pharyngo-laryngées sans tubage, que dans celles où les pseudo-membranes sont très limitées, et uniquement sur les amygdales. La seule particularité importante à signaler dans ces cas est sa propagation aux bronches, qui crée alors un danger d'une nature spéciale, l'asphyxie, mais qui ne rentre pas dans l'ordre d'idées que nous développons.

L'extension extrême des fausses membranes constitue cependant une prédisposition plus grande aux infections septiques secondaires, et cela d'une façon bien compréhensive, en augmentant la surface d'inoculation possible des organismes qui les provoquent.

Ces réserves faites, on comprendra donc que dans le diagnostic à poser par le médecin, en présence d'une angine pseudo-membraneuse, les phénomènes morbides de voisinage — rougeur ou non de la muqueuse, suppuration, etc. — soient les plus importants à relever pour établir la nature simple ou complexe de la diphtérie, et par conséquent jusqu'à un certain point son pronostic.

Au point de vue des fausses membranes, l'angine

se présente avec une intensité très variable : les fausses membranes ayant l'aspect d'une opalescence, ou de points membraneux, ou de plaques, de traînées allongées dans le sens vertical quand elles siègent sur les piliers du voile du palais. Elles forment parfois un capuchon à la luette, mais elles siègent avec prédilection sur les piliers postérieurs et sur la partie postérieure des amygdales. Dans certains cas, elles envahissent toute la gorge.

D'une coloration blanc jaunâtre, elles sont adhérentes et ne s'enlèvent que par lambeaux pour récidiver ensuite, d'abord sous la forme d'un simple exsudat, d'une simple opalescence, pour acquérir ensuite de l'épaisseur et faire saillie sur la muqueuse.

Celle-ci est de coloration normale : il n'y *a ni rougeur, ni gonflement*, parfois plutôt de la pâleur. Elle n'est point recouverte de mucosités ; n'était la fausse membrane, on dirait que la gorge est saine.

L'adénopathie est nulle ou à peine accusée, caractérisée seulement par un petit ganglion mobile, dur, peu douloureux.

Les malades sont un peu déprimés, très pâles, manifestement *anémiés*, avec le fond du teint terreux.

La fièvre est toujours modérée ; rarement la température dépasse 38°,5 le soir, et, dès le lendemain, le tracé, avec une oscillation de un demi à trois quarts de degré, évolue vers 37°,5 ; le troisième ou le quatrième jour, en général, le tracé est aux environs de la normale. La fièvre est-elle plus forte ou plus persistante, on est en droit de l'attribuer, soit à l'action du sérum, soit à une complication.

Le pouls est toujours petit et accéléré.

L'*albumine* peut se rencontrer parfois en petite quantité dans les urines.

L'examen bactériologique donne dans tous les cas du bacille diphtérique long, abondant, développé quelquefois en culture pure sur sérum ; les microbes septiques existent dans les milieux, quelquefois en grande abondance, quelquefois en petit nombre.

L'évolution est très simple ; dès le lendemain de l'injection de sérum, les fausses membranes se détachent, la muqueuse reste normale ou bien, de pâle qu'elle était, redevient rosée, sans être ni rouge, ni enflammée. Même dans les angines pseudo-membraneuses intenses, c'est-à-dire à fausses membranes extensives, la guérison est de règle au troisième jour.

Cette forme d'angine simple, que nous venons de décrire, correspond à la diphtérie expérimentale qu'on obtient par l'inoculation d'une culture de bacille pur sur la muqueuse non infectée d'un pigeon.

Chez l'enfant, on observe d'ailleurs cette production expérimentale de fausses membranes typiques lorsqu'on a contusionné la muqueuse buccale ou labiale par l'ouvre-bouche au moment d'un tubage, par exemple. On voit alors au point traumatisé, une fausse membrane d'épaisseur et d'étendue variables, développée sur une muqueuse pâle, d'où elle se détache sans éraillure et sans ulcération.

Comme exemple de la forme que nous venons de décrire, nous donnerons l'observation suivante :

Angine pseudo-membraneuse. — Diphtérie pure. — Guérison.

Dur... (Arthur), trois ans, entre le 24 août 1897, à 9 h. 1/2 du matin, à l'hôpital Trousseau.

Mal de gorge depuis quatre jours. — Fausses membranes blanches, épaisses, déchiquetées, surélevées, occupant les deux tiers de l'amygdale droite, en deux plaques; les deux cinquièmes de l'amygdale gauche, en un seul dépôt, mais empiétant de ce côté sur le pilier postérieur et un peu sur la base de la luette des deux côtés.

Muqueuse normale. — Adénopathie très minime. — Teint pâle. — Facies plombé. — Pas d'albumine.

Température : matin, 37°,8, soir 38°,2. — Sérum : 20 centimètres cubes.

Examen bactériologique. — Sérum : très poussé, bacilles ; agar : bacilles, streptocoques et cocci.

25 *août.* — Les fausses membranes n'existent plus que sur les amygdales où elles ont diminué d'étendue. Muqueuse rosée. Température : matin, 37°,6, soir 37°,8.

26 *août.* — Il n'existe plus que deux fausses membranes très étroites, jaunâtres, mollasses, sur l'amygdale droite et une seule sur l'amygdale gauche. Température : matin, 37°,4 ; soir, 37°,9.

27 *août*. — Gorge normale, sauf un point gros comme une tête d'épingle sur l'amygdale gauche. Température normale, sort guéri le 2 septembre.

2° Angines et laryngites. — La propagation des fausses membranes au larynx est fréquente et ce sont souvent les symptômes du croup qui mettent sur la voie du diagnostic de la diphtérie. Dans certains cas, on cherche en vain dans la gorge les traces des pseudo-membranes, elles n'existent pas : c'est le croup d'emblée. Peut-être, le plus souvent, y avait-il eu, les jours précédents, une plaquette inaperçue cachée dans une crypte amygdalienne, par exemple, ou un peu d'enchifrènement nasal, qui a passé inaperçu et qui s'accompagne d'un léger jetage muqueux, qu'on peut faire sourdre par la pression de la narine.

Quoi qu'il en soit de cette question du croup d'emblée, qui prête encore matière à discussion, il importe au point de vue du diagnostic de la diphtérie, de diviser les cas de laryngites qu'on est appelé à observer, en deux catégories.

Les premiers dans lesquels il n'y a que des modifications du timbre de la toux et de la voix avec un léger degré de tirage, parfois même uniquement de la raucité de la voix (croup fruste), en un mot les cas dans lesquels l'intervention opératoire est inutile. Dans ces conditions, la marche de la maladie n'est nullement modifiée par l'envahissement du larynx par le processus morbide.

Tout au plus arrive-t-on, en déprimant la base de la langue, à retrouver quelques signes de la diphtérie sur les bords de l'épiglotte. Rappelons que la présence de dépôts fibrineux à ce niveau constitue un signe précieux pour poser le diagnostic de diphtérie, ainsi que l'a montré Variot (1), sous le nom de signe de l'épiglotte, dans des cas de croup fruste.

Ce qui permet encore de rattacher à la diphtérie pure ces accidents de laryngite, c'est l'absence de

(1) Variot, La diphtérie et la sérothérapie, 1898.

toute sécrétion purulente, c'est que les efforts provoqués par l'abaisse-langue ne font surgir aucune trace de muco-pus, comme cela arrive à peu près constamment dans les laryngites de la diphtérie associée.

D'autre part, la marche parallèle vers la guérison de l'angine et de la laryngite, sous l'influence du sérum, nous met en droit de conclure qu'elles sont l'une et l'autre de même nature. En effet, si l'angine guérit le plus souvent du deuxième au troisième jour, la laryngite ou les phénomènes fonctionnels qui la révèlent s'atténuent en même temps pour disparaître le plus souvent le lendemain de la cessation des accidents pharyngés. Enfin, dans toutes les observations, on note d'une manière constante, même dans les cas bénins, la pâleur et l'état un peu plombé du visage. C'est là un des stigmates de la diphtérie que l'on retrouve comme signe précoce et constant, essentiel pour le diagnostic de la diphtérie, dans les cas douteux.

Dans la seconde catégorie de laryngites doivent rentrer toutes celles dans lesquelles le tirage a été assez intense et assez persistant pour nécessiter le tubage et, dans quelques cas, la trachéotomie. Il n'est pas dans nos intentions de faire l'histoire des suites opératoires, des traumatismes possibles imputés à l'introduction ou au séjour du tube, ni des nombreux incidents qui peuvent aggraver le pronostic ou prolonger la durée de la maladie, à cause de ces interventions.

Une fois la canule ou le tube mis en place, du moment que le cas est simple, que c'est bien de la diphtérie pure, il ne s'écoulera par leur extrémité libre ni pus, ni muco-pus ; on n'entendra pas le clapotement provoqué par le passage du pus dans une conduite métallique ; la canule, le tube resteront secs; il n'y a pas d'infection septique. Sans qu'il y ait d'accidents septiques, on voit cependant, après le tubage, survenir une ascension thermique de un à deux degrés qui d'ailleurs n'assombrit pas le pronostic de l'affection. Si l'infection de la plaie trachéale se produit, si du muco-pus sort du larynx d'un enfant tubé, c'est qu'il y a eu pénétration secondaire de microbes, c'est une infection surajoutée, qui n'a rien de commun avec la diphtérie pure.

En réalité, la diphtérie pure, aussi bien au niveau du larynx qu'au niveau du pharynx, conserve ses attributs, et ses symptômes particuliers en feront aisément formuler le diagnostic.

3° Diphtérie a localisations multiples. — Les localisations pseudo-membraneuses en dehors de la gorge et du larynx peuvent se faire encore sur le nez, sur les lèvres, sur la muqueuse buccale, linguale, sur la trachée, sur les bronches, sur la conjonctive, sur la vulve, etc. Leur intérêt est variable suivant leur siège. C'est ainsi que les fausses membranes des lèvres ou de la muqueuse buccale surviennent le plus souvent à la suite d'excoriations produites par le frottement de l'abaisse-langue ou de l'ouvre-bouche, et, dans ces cas, il se produit une véritable diphtérie expérimentale dans laquelle la fausse membrane blanche, surélevée, adhérente, apparaît sur une muqueuse pâle et anémiée.

La rhinite diphtérique présente les signes caractéristiques de la diphtérie pure ; les fausses membranes obstruent les anfractuosités du nez, déterminent un très léger jetage muqueux, mais jamais de jetage muco-purulent, il y a enchifrènement, coryza couenneux et l'obstacle à la respiration est causé uniquement par les fausses membranes qui mettent entrave à la pénétration de l'air.

De même, pour la diphtérie de la trachée et des bronches, l'extension des fausses membranes du larynx aux voies aériennes inférieures détermine une obstruction de ces conduites à laquelle le tubage n'est plus capable de remédier. Mais quelque grave que soit cette obstruction des bronches, susceptible parfois d'entraîner la mort par asphyxie lente et progressive, il n'y a là qu'un accident causé par l'action du bacille diphtérique, et c'est ce qui explique que, dans ces cas, le sérum antidiphtérique, injecté à temps et en quantité suffisante, peut amener une amélioration rapide, une guérison radicale.

On peut donc dire que dans les formes absolument pures de la diphtérie traitée par le sérum, la multiplicité des fausses membranes n'augmente pas, en général, la gravité ni la durée de la maladie, non plus que l'intensité des phénomènes fébriles, et, nous appuyant sur l'ensemble des cas que nous venons de passer en revue, nous croyons pouvoir établir de la façon suivante les stigmates de l'inoculation du bacille pur sur les muqueuses normales de l'homme : — *exsudats ayant nettement l'aspect de fausses membranes très minces* (opalescences), ou plus ou moins épaisses, en points séparés, en placards limités aux amygdales, empiétant sur les piliers, sur le pharynx, sur la luette ou atteignant encore les fosses nasales, le larynx et la trachée ; leur extension est donc très variable, de même la multiplicité du siège qu'elles occupent ; — *muqueuse d'apparence normale, plutôt pâle ; — absence de sécrétions muqueuse ou purulente ; — adénopathie nulle ou à peine marquée ; — température peu élevée au plus et passagèrement 38° à 38°,5 ; — pouls toujours accéléré et petit ;* — enfin, signe qu'il faut bien mettre en évidence, c'est que, malgré la bénignité apparente de l'angine membraneuse, *les malades sont pâles et leur aspect abattu montre qu'ils sont influencés par la toxine diphtérique.*

Quelles que soient l'étendue et les localisations multiples des fausses membranes, l'amélioration sous l'influence du sérum se manifeste dès le lendemain pour s'achever le plus souvent dès le deuxième ou le troisième jour, rarement davantage.

La marche ultérieure de la maladie montre qu'en somme la pseudo-membrane considérée seule, en elle-même, n'est qu'un élément incomplet et imparfait de diagnostic et de pronostic, sauf dans les cas où, par sa localisation sur les bronches, elle devient un danger réel par son siège et par les phénomènes d'asphyxie mécanique qui en sont la conséquence. Le pronostic de ces formes est donc bénin, en général, et l'on observe constamment la guérison.

B. Forme grave. — Nous savons que l'extension des fausses membranes, hormis les cas où leur localisation sur les bronches détermine mécaniquement des troubles de la respiration et de l'hématose, n'est pas une condition d'aggravation de la maladie. Il n'en faut pas conclure que le diagnostic de diphtérie pure entraîne forcément la bénignité du pronostic.

Nous avons vu, dans la partie bactériologique de ce travail, que le bacille de Lœffler, au lieu de rester localisé au niveau des fausses membranes ou à la surface des muqueuses, pouvait pénétrer dans les viscères, atteindre, en particulier, les centres nerveux bulbo-protubérantiels, et sécréter là comme sur les muqueuses des toxines.

L'angine n'est que le miroir infidèle de la maladie; alors que l'examen de la gorge ne montre qu'une opalescence insignifiante, on constate parfois des phénomènes généraux d'une extrême gravité, relevant de l'intoxication de l'organisme par le poison diphtérique. Ces accidents portent sur les appareils digestif, circulatoire et sur les centres nerveux.

L'abattement, la prostration, signalés déjà dans les formes moyennes de la diphtérie pure, sont à leur maximum; le facies est pâle, plombé, terreux; les yeux sont profondément excavés, cernés, les paupières violacées, le visage exprime l'abattement. La peau présente par endroits des taches ecchymotiques. L'enfant, immobile, est indifférent à ce qui l'entoure, et refuse toute alimentation.

Si l'on arrive à lui faire prendre quelques gorgées de lait, l'ingestion est souvent suivie de vomissements; dans d'autres cas, ceux-ci se produisent sans cause appréciable, d'une manière incessante, presque incoercible. La diarrhée est fréquente, fétide, souvent abondante; l'abdomen est douloureux à la palpation. Dans ces cas, d'ailleurs, il se peut qu'il s'agisse d'une infection secondaire accidentelle.

La température présente une courbe irrégulière; le plus souvent, cependant, la fièvre est plus élevée que dans les formes légères, atteint ou dépasse 39°. Le pouls est petit, filiforme, rapide; il peut être irrégulier, traduisant les lésions du myocarde, qui sont fréquentes dans ces formes et se révèlent à l'auscultation par la tachycardie, l'irrégularité et l'assourdissement des bruits du cœur.

Du côté du système nerveux, l'excitation alterne avec la prostration; l'enfant s'agite sans cesse pour retomber dans un abattement profond; il peut y avoir des convulsions, qui précèdent de peu le coma terminal. Souvent, en effet, la mort survient de vingt-quatre heures à deux ou trois jours après le début de la maladie.

Si, au contraire, une réaction se produit, l'enfant peut entrer en convalescence, mais parfois, vers le huitième ou le dixième jour, survient une syncope subite et mortelle.

Dans tous les cas, l'enfant est profondément anémié et affaibli, il lui faut longtemps pour se remettre de la terrible affection qu'il vient de subir et c'est surtout dans ces formes que surviennent tardivement des accidents paralytiques. Peut-être la présence de bacilles dans les centres nerveux explique-t-elle ces séquelles tardives de la maladie.

Rappelons encore une fois que l'état de la gorge n'est pas, le plus souvent, en rapport avec la gravité de la maladie; sans doute, il peut y avoir une extension considérable des fausses membranes, mais souvent il n'y a qu'une angine modérée qui a disparu depuis longtemps, alors que les phénomènes généraux menacent encore la vie de l'enfant.

Quelque grave que soit cette forme de la diphtérie pure, son pronostic est aujourd'hui moins sombre, grâce à l'efficacité du sérum antidiphtérique. Le plus souvent, d'ailleurs, elle n'est due qu'à une intervention trop tardive qui a permis aux bacilles de se multiplier et d'influencer déjà profondément l'organisme par la toxine qu'ils élaborent, avant l'intervention de l'antitoxine : c'est comme un empoisonnement, dont on connaît l'antidote actif, mais traité trop tard. Aussi ne les observe-t-on guère que dans la pratique hospitalière. Mais, si tardivement que les malades nous soient amenés, l'action du sérum dans des cas en apparence désespérés est souvent merveilleuse, et c'est la meilleure démonstration que nous puissions donner de la nature purement diphtérique de cette forme de diphtérie pure, grave.

2. — DIPHTÉRIES ASSOCIÉES.

Nous avons vu jusqu'ici des accidents provoqués par un seul agent pathogène, le bacille de Lœffler, et nous avons constaté que ces accidents varient en gravité, suivant le degré de la virulence de ce microbe, ou suivant le degré de résistance de l'organisme. Il nous reste à étudier des faits plus complexes, mais aussi plus intéressants; nous voulons parler de l'entrée en scène des microbes septiques dont nous avons déjà fait pressentir le rôle.

Nous avons vu plus haut et nous ne reviendrons pas sur les caractères de la diphtérie pure, ni sur les analogies qui existent entre elle et les faits expérimentaux d'inoculation du bacille pur sur les muqueuses ou sous la peau. Si cette forme de diphtérie est relativement peu fréquemment observée, cela tient d'abord à ce fait que les muqueuses, sur lesquelles la maladie se développe, sont toujours infectées à l'état permanent par une flore extrêmement riche; de là l'infection simultanée, pour ainsi dire, dans beaucoup de cas, de la diphtérie et des accidents septiques. Souvent enfin l'infection se fait par contagion.

Pour se rendre compte de l'influence réciproque de l'une et des autres, aussi bien au point de vue de la localisation de la diphtérie sur des muqueuses déjà impressionnées par une autre infection, que de la forme aggravée qu'elle revêt dans ce cas, il suffit d'observer ce qui se passe dans la diphtérie au niveau d'un vésicatoire, ou dans les diphtéries secondaires, en particulier de la scarlatine et de la rougeole.

Pourquoi la diphtérie post-scarlatineuse est-elle si grave?

Pourquoi s'accompagne-t-elle des grands accidents septiques et toxiques qui la caractérisent? c'est précisément qu'il y a là une véritable association microbienne, que d'emblée le streptocoque trouvé chez les scarlatineux, soit spécifique ou non.

Nous arrivons donc à ces formes de diphtérie infectieuse ou infectante, qui ont remplacé dans la nosologie actuelle la diphtérie hypertoxique des anciens auteurs.

Ces microbes septiques peuvent d'ailleurs ne pas modifier le tableau général de la maladie et n'intervenir que pour déterminer des accidents secondaires, concomitants ou consécutifs à une diphtérie typique. Mais le plus souvent leur association au bacille de Lœffler modifie la marche de l'affection.

L'adjonction à la diphtérie d'un microbe ou de plusieurs microbes contemporains, peut n'influencer que la lésion locale, ne s'accompagner d'aucun phénomène grave d'infection et d'intoxication générale, ou bien au contraire l'infection, l'intoxication marchent de pair avec les phénomènes locaux.

Nous sommes donc en droit de diviser les diphtéries associées en trois classes :

1° Diphtéries non modifiées, avec petits accidents septiques secondaires.

2° Associations bénignes, petits accidents septiques.

3° Associations graves, grands accidents septiques.

1° Diphtéries non modifiées avec petits accidents septiques secondaires. — Ces cas forment une transition entre la diphtérie pure et la diphtérie associée, ils correspondent à des angines dans lesquelles les caractères objectifs et la marche des lésions diphtériques ont paru semblables à ceux de la diphtérie pure, mais dans lesquelles se sont montrés des accidents dus à l'intervention des microbes septiques.

Ce sont, par exemple, des phénomènes inflammatoires avec suppuration, venant changer la physionomie clinique observée jusque-là et prolongeant la durée de la maladie. Mais ce qu'il faut bien mettre en relief, c'est qu'au moment où apparaissent ces nouveaux accidents, la diphtérie est guérie comme lésion apparente tout au moins, et chaque fois que dans ces circonstances on fait l'examen bactériologique du pus ou des exsudats nouveaux, les bacilles n'existent plus, remplacés qu'ils sont par du streptocoque, du staphylocoque ou d'autres microorganismes. Ces localisations septiques peuvent se faire au niveau des parties touchées par la diphtérie ou en dehors d'elles sur des organes comme l'oreille, la bouche ou le poumon. De là des aspects cliniques variables, qui défient toute description, puisqu'ils se montrent au hasard d'une inoculation septique; l'intensité, les caractères de l'angine diphtérique primitive ne pouvant même pas servir d'indices pour faire craindre une localisation de cet ordre sur la gorge. Les phénomènes anatomiques les plus fréquemment observés dans cette catégorie de faits sont des rougeurs de la gorge, des lèvres, du nez; des excoriations recouvertes de dépôts grisâtres, fibrineux, à localisations identiques survenant du deuxième au quatrième jour du séjour à l'hôpital; ce sont surtout des phénomènes septiques, laryngés et bronchiques, dont quelques-uns semblent bien la conséquence du tubage. Dans d'autres cas, c'est une infection de l'oreille ou une infection bronchique coexistant avec une diphtérie pharyngée typique. L'inconvénient de ces accidents secondaires est d'augmenter la durée de la maladie, et du séjour à l'hôpital, toujours dangereux pour les petits malades.

Comme exemples des formes auxquelles nous venons de faire allusion, nous donnons quelques observations qui feront mieux comprendre la nature et la marche de ces accidents septiques secondaires à une diphtérie primitivement pure :

Obs. I. *Angine diphtérique. — Exulcérations consécutives.* G..., trois ans, entrée le 16 sept. 1897 à 7 heures du soir. Enrhumée depuis cinq jours. Se plaint de la gorge, seulement depuis ce matin; température 38°,6.

A son entrée a rendu une fausse membrane.

État à l'entrée. — Fausses membranes épaisses en traînées séparées occupant le fond du pharynx, les piliers postérieurs, le voile du palais, les deux amygdales, surtout la gauche, qui est complètement recouverte. Muqueuse normale, pas de sécrétions; adénopathie minime.

Un peu de sécrétions nasales; l'eau des lavages ne revient pas facilement par le nez.

Examen bactériologique. — Sérum : très poussé, bacille diphtérique; staphylocoque abondant.

Agar : staphylocoque abondant.

Température. — Matin, 37°,6, soir 38°,1.

Traitement. — 15 centimètres cubes de sérum.

18 *septembre.* — Gorge presque détergée, mais un peu rouge, quelques points membraneux séparés. Température normale.

20 *septembre.* — Encore un point sur chaque amygdale, mais très limité; rougeurs, excoriations des joues.

23 *septembre.* — L'amygdale gauche est encore un peu plus grosse que l'amygdale droite, et il y persiste encore une opalescence.

L'enfant sort guéri le 26.

Obs. II. *Diphtérie typique dans la gorge. — Infection des bronches.*

V... (Henri), âgé de seize mois. Mal de gorge depuis le 13 septembre, tirage depuis ce jour.

État à l'entrée. — Le 17 : les deux amygdales, de volume normal, sont tapissées sur les deux tiers de leur étendue par une plaque diphtérique. Les fausses membranes sont blanches, épaisses, adhérentes. La muqueuse présente son aspect normal. L'examen de la gorge provoque des efforts, amenant dans la bouche du muco-pus abondant des voies aériennes. Légère adénopathie, récente, bilatérale.

Les phénomènes laryngés dominent la scène. La toux, la voix sont éteintes. Le tirage sus et sous-sternal sont tellement intenses que le tubage s'impose.

L'enfant, qui était cyanosé, paraît soulagé par cette opération; mais la pâleur est manifeste, et quand le calme est rétabli, la dyspnée apparaît évidente. Elle est d'origine pulmonaire, car l'auscultation révèle dès ce moment des râles sous-crépitants disséminés.

Pas d'albumine dans les urines.

18 *septembre.* — Obstruction du tube à 3 heures 1/2 du matin; énucléation et retubage. Opalescences sur l'amygdale droite; encore une fausse membrane sur l'amygdale gauche. L'enfant est agité, a la respiration difficile et rapide. Muco-pus laryngé.

19 *septembre.* — Il existe une petite plaque sur l'amygdale gauche; râles sibilants dans la poitrine. Détubage à 8 heures du matin.

20 *septembre.* — L'enfant passe une nuit agitée. Tou-

jours autant de pus. Le tirage reparaît peu à peu, nécessitant un troisième tubage à 11 heures du matin.

21 *septembre*. — La nuit est meilleure. Au lavage de la gorge, à 8 heures du matin, le tube est rejeté, et le malade s'en passe définitivement. La gorge est détergée.

Les suites furent des plus simples ; l'état général s'améliora et l'enfant quitta l'hôpital le 21 septembre.

La température a suivi la courbe suivante :

Le 17 *septembre*, température soir, 38°,8.

Le 18 *septembre*,	température	matin,	38°,6,	soir 39°.
Le 19	—	—	39°,	— 39°,4.
Le 20	—	—	38°,	— 38°,6.
Le 21	—	—	38°,	— 38°
Le 22	—	—	37°,6.	

Le 19 *septembre*, on a réensemencé le pus de la gorge et l'examen a donné sur sérum : streptocoques abondants à petits grains en chaînette ; staphylocoques et cocci ; sur agar : streptocoques, staphylocoques.

L'enfant a reçu en ville 30 centimètres cubes de sérum antidiphtérique ; à l'hôpital, on a prescrit des bains sinapisés et des lavages de la gorge.

2° Associations bénignes et petits accidents septiques. — Les diphtéries avec petits accidents septiques sont celles où les accidents sont limités, ne s'accompagnant pas de phénomènes locaux ou généraux graves, inquiétants.

Nous pouvons encore répéter que ce n'est pas la fausse membrane qu'il faut considérer, car on peut rencontrer depuis la simple opalescence jusqu'à la fausse membrane très épaisse. Cependant, il est permis d'affirmer que, dans la plupart des cas, surtout lorsque le bacille est associé au staphylocoque, les fausses membranes sont plutôt épaisses, extensives, et quelquefois l'odeur de l'haleine indique qu'il existe des saprophytes capables d'amener des phénomènes de putréfaction aux dépens des substances albuminoïdes et des exsudats. Mais, dans tous les cas, la muqueuse est rouge, quelquefois saignante, les amygdales sont gonflées.

Ces phénomènes peuvent être limités au pourtour des fausses membranes, à une portion de la muqueuse (luette) ou généralisés.

On constate dans le pharynx une sécrétion muco-purulente, née sur place, ou venant du nez ou du larynx.

Dans presque tous les cas, il existe une adénopathie rarement très notable.

Le nez est presque toujours pris : on constate, avec ou sans fausses membranes, du jetage séreux, souvent purulent, sérohémorragique, des épistaxis.

Dans certains cas, le lavage du nez entraîne des fausses membranes, mais le cas ne se présente pas toujours et l'examen bactériologique du jetage, dans les cas où ce dernier est purulent, donne du bacille diphtérique en même temps que des microbes septiques très abondants, quelquefois uniquement ceux-ci et à des examens répétés.

Le larynx est très souvent atteint. Presque toujours, soit avant, soit après le tubage, on peut constater l'existence d'une sécrétion muco-purulente laryngée avec toux grasse qui rend bien difficile, dans certains cas, l'interprétation pathogénique des accidents laryngés, en particulier lorsque les malades ne rendent jamais de fausses membranes par leur tube.

L'albuminurie est encore peu fréquente et rarement très abondante, pouvant apparaître ou augmenter après l'injection de sérum, ne présentant pas de danger d'ailleurs.

L'état général est celui de la diphtérie : pâleur, teint plus ou moins plombé.

L'accélération du pouls est constante.

La température, contrairement à ce qui se passe dans la diphtérie pure, est toujours plus élevée, entre 38°,8 et 40°, et se maintient élevée pendant plusieurs jours. Il y a là un phénomène intéressant à comparer avec ce qui se passe dans la diphtérie pure et sans rapport avec l'intensité objective de l'angine pseudo-membraneuse.

Ce qui achève de caractériser ces formes, ce sont les phénomènes et les accidents qui modifient leur marche : localement, du côté des muqueuses bucco-pharyngées, ce sont des poussées inflammatoires avec rougeur, ulcérations, dépôts fibrineux sur les ulcérations, fissures qui siègent sur les amygdales, les joues, et surtout sur les lèvres et sur la langue.

Les caractères de ces nouveaux dépôts membraneux les distinguent déjà de la fausse membrane diphtérique. On serait tenté de voir dans ces accidents tardifs une nouvelle manifestation nocive du bacille ; mais leur nature septique est démontrée par ces faits : 1° la sérothérapie ne les modifie pas, 2° l'examen bactériologique montre l'absence du bacille et la présence des microbes septiques.

Dans d'autres observations, c'est de l'infection laryngée et bronchique, notamment après le tubage, qui apparaît. Les malades rendent par le larynx des quantités de muco-pus dans lequel l'examen bactériologique ne dévoile que des microbes septiques.

D'autres fois, ce sont des rougeurs qui apparaissent autour des narines, affectant l'aspect de l'impétigo.

Enfin, des infections surviennent à distance : c'est de l'impétigo du cuir chevelu, ce sont des otites.

Un point à noter également, c'est la fréquence de la diphtérie trachéo-bronchique et la prédisposition qui en résulte pour la broncho-pneumonie.

Voici deux observations qui donneront une idée de l'aspect clinique de ces formes modifiées :

Obs. I. *Diphtérie modifiée. — Accidents septiques bénins.*

H..., cinq ans et demi. Entrée le 14 septembre 1897. Malade depuis deux jours. Fièvre, céphalée, mal de gorge.

État à l'entrée. — Gorge : fausses membranes recouvrant les deux amygdales très hypertrophiées et comme une pièce de 50 centimes sur le fond du pharynx.

Muqueuse rouge. Muco-pus pharyngé et laryngé.

Pas d'albumine. Pas d'adénopathie. Température (fig. 3).

Examen bactériologique. — Gorge. Sérum : bacilles abondants, cocci. Agar : streptocoques abondants.

16 *septembre.* — Même état de la gorge. Fausse membrane sur une excoriation de la lèvre inférieure.

18 *septembre.* — Nouvelle poussée membraneuse légère. Gorge très rouge, un peu fongueuse.

Examen bactériologique. — Sérum : bacilles, streptocoques. Agar : streptocoques purs.

20 *septembre.* — Même état. Sur la langue, petite fausse membrane entourée d'un liséré rouge.

Examen bactériologique. — Sérum et agar : streptocoques très abondants. L'amygdale droite, qui ne conservait hier qu'une opalescence, est de nouveau couverte d'un dépôt fibrineux.

22 *septembre.* — Exulcération linguale à la place de la fausse membrane.

Trois ulcérations, au devant du pilier antérieur gauche, à fond grisâtre, à bords rouges.

Suppuration au niveau de l'amygdale droite, avec persistance d'un dépôt fibrineux. Gorge rouge, surtout de ce côté.

24 *septembre.* — Gorge détergée, encore très rouge.

L'enfant sort le 26.

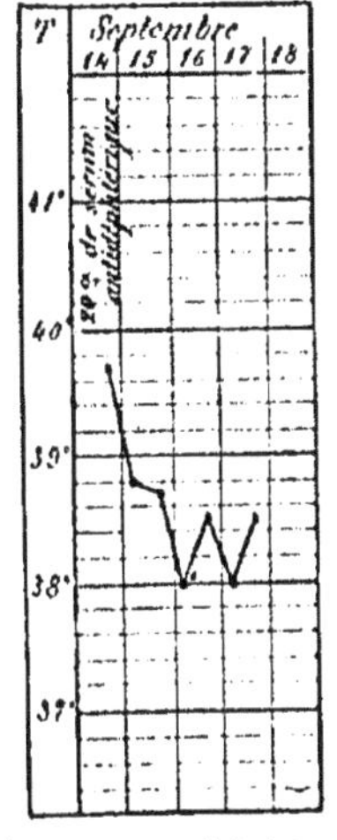

Fig. 3. — Diphtérie modifiée. Accidents septiques bénins consécutifs.

Obs. II. *Angine diphtérique bénigne. Guérison en deux jours. Accidents laryngés, peut-être de nature septique et œdémateuse. Sept tubages. Fausse route. Éruption scarlatiniforme. Infection broncho-pulmonaire bénigne. Trachéotomie. Mort.*

B... (Hélène), dix-neuf mois, entrée le 18 juillet 1897. Malade depuis quatre jours. Tirage depuis ce matin. Tubée à l'entrée et inoculée avec 20 centimètres cubes de sérum.

État à l'entrée.— Gorge : fausses membranes blanchâtres, en liséré, le long du pilier antérieur du côté droit. Muqueuse rouge. Température (fig. 4).

Adénopathie légère. Tirage à l'entrée. Pâleur de la face. Pouls petit et rapide. Pas d'albumine.

Examen bactériologique. — Sérum : bacilles abondants, streptocoques. Agar : bacilles, streptocoques abondants, tétragènes.

L'angine a guéri après avoir présenté une petite plaque sur le pharynx.

21 *juillet.* — Essai de détubation à 10 heures du matin. On est obligé de remettre le tube à 10 heures du soir. Difficultés de l'introduction dans le larynx.

Le 23, éruption scarlatiniforme sur le tronc.

Le 24, l'éruption persiste. Détubation, mais le tirage reparaît. On retube avec peine.

25 *juillet.* — Nouvelle poussée éruptive sur le corps, en

particulier sur le tronc et les fesses. En même temps, congestion pulmonaire de la base gauche. Détubation. On retube l'enfant à cause du spasme phréno-glottique.

26 *juillet.* — Râles disséminés dans la poitrine. Persistance de l'éruption.

28 *juillet.* — Amélioration, disparition à peu près complète de l'éruption. Détubation. Mais le soir, le tirage nécessite un nouveau tubage jusqu'au 1er août.

A cette date, détubation. Une heure après, retubation

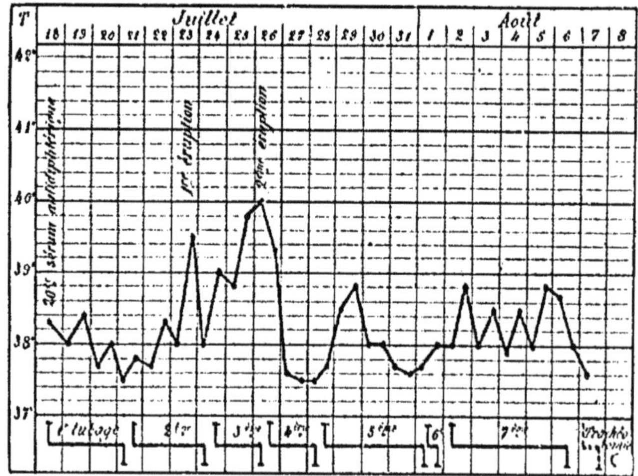

Fig. 4. — Angine diphtérique bénigne. Accidents laryngés.

avec un tube de calibre inférieur, par crainte d'ulcération. Rejet du tube à midi et retubation à 1 heure du soir.

7 *août.* — On constate un gonflement œdémateux, au niveau de la partie inférieure du larynx. Le soir, détubation, nouvel accès de suffocation qui nécessite le tubage.

L'examen de la malade fait penser à une fausse route et, dans la pensée que la grosseur située au devant du larynx soit un abcès, on l'incise. Pas de pus.

En raison de ce fait, on pratique la trachéotomie.

L'enfant, épuisée, n'est soulagée que momentanément et meurt quelque temps après.

L'autopsie n'a pas eu lieu.

3° Associations graves et grands accidents septiques. — Il nous reste à étudier la classe des diphtéries où l'infection et l'intoxication marchent de pair avec les lésions locales, qu'elles modifient plus ou moins, donnant dans certains cas, aux malades, l'aspect si connu des diphtéries hyperinfectieuses. Sous le titre général de diphtérie avec grands accidents septiques, nous entendons comprendre non seulement les cas dans lesquels il y a concurremment, avec la diphtérie, des localisations diverses des microbes septiques associés, mais dans lesquels, également, la diphtérie prend une malignité spéciale : la notion que nous avons maintenant de l'infection bacillaire permet de nous rendre compte des accidents qui surviennent dans ces cas ; nous ne reviendrons plus sur ce point acquis, ni sur les conditions qui semblent favoriser cette infection et qui dépendent précisément de la septicémie concomitante.

Depuis longtemps, le tableau, tel que l'un de nous (1) l'a présenté sous le nom de diphtérie streptococcique, est entré dans les descriptions classiques comme un des types les plus caractéristiques des associations microbiennes dans la diphtérie. Cette diphtérie streptococcique correspond aux angines hypertoxiques des anciens traités, avec des nuances de gravité en plus ou en moins, sur lesquelles il est inutile d'insister. Voici quels sont les caractères de cette forme infectieuse qu'on pourra opposer terme par terme à ceux de l'angine diphtérique pure.

L'aspect extérieur de la face et du cou est typique : les enfants sont assis sur leur lit, la face pâle, bouffie ou cyanosée, le teint est plombé, terreux, la peau luisante et quelquefois rosée au pourtour du nez et sur le nez lui-même ; souvent, au-dessous des narines, la lèvre supérieure est rouge, excoriée.

Ils ont la bouche ouverte, laissant la salive s'écouler au dehors, et l'odeur de l'haleine, d'abord peu marquée, devient bientôt repoussante, horri-

(1) BARBIER, *Archives de médecine expérimentale* (travail du laboratoire de M. le prof. Grancher), 1891.

blement fétide, quand les bactéries de la putréfaction ont envahi les exsudats, ce qui n'est pas rare.

Les petits malades, indifférents, profondément abattus, ont de la répugnance pour les aliments; ils refusent la nourriture, soit à cause des douleurs très vives de la déglutition, soit aussi à cause de l'inappétence, qui est un des signes constants de l'intoxication de l'économie. Ils nasonnent, ont la voix amygdalienne et font entendre un ronflement sonore.

La gorge est extrêmement tuméfiée; les deux amygdales, faisant de plus en plus saillie, finissent par se rencontrer vers la ligne médiane; les deux piliers du voile du palais sont aussi œdématiés, si bien que la luette est repoussée en arrière, puisqu'elle n'a plus de place entre ces piliers. Elle est elle-même boursouflée et ressemble à un battant de cloche. Parfois, on dirait qu'elle va se détacher, elle est comme amputée partiellement.

La muqueuse est rouge, sanieuse, boursouflée. Veut-on à l'aide de l'abaisse-langue examiner le fond de la gorge, celle-ci ne tarde pas à présenter du suintement sanguin.

Les fausses membranes sont, en général, très extensives, envahissant le pharynx, tapissant les deux amygdales, le voile du palais. Elles peuvent manquer ou, au contraire, exister en couches stratifiées; en général, on les voit épaisses, mollasses, putrilagineuses, facilement dissociables à un moment donné.

Le cou est énorme, proconsulaire; cet état tient à la tuméfaction des ganglions, qui sont comme noyés dans une infiltration œdémateuse du tissu cellulaire du cou.

Presque toujours, l'affection gagne le nez et alors se produit un jetage abondant, séro-fibrineux, séro-sanguin ou même complètement hémorragique. Son abondance est telle parfois que le liquide s'écoule goutte à goutte.

Souvent, on observe des hémorragies : ce sont des épistaxis abondantes, revenant à chaque instant, qui affaiblissent le malade. L'hémorragie du pharynx se manifeste par des exhalations sanguines, des taches vasculaires qui donnent aux fausses membranes leur couleur noirâtre. On rencontre aussi des pétéchies cutanées, du purpura parfois.

Ajoutons que presque toujours l'urine, peu abondante, renferme des flots d'albumine.

En dehors de ces symptômes d'infection, ce qui domine dans l'état général, c'est une prostration et un abattement considérable des forces. Les malades debout sont titubants; il n'est pas rare de voir survenir des syncopes, qui, il faut le savoir, peuvent être provoquées par les manœuvres nécessaires pour l'examen de la gorge. Il est intéressant de faire remarquer que dans ce cas, c'est le bulbe qui semble le plus impressionné par la toxine. Les malades ne présentent aucun trouble cérébral, ni délire, ni hallucinations, etc. Leur intelligence reste nette, enfin la fièvre est un phénomène inconstant. Il est presque de règle de voir ces états pathologiques évoluer avec une température normale, quelquefois même le thermomètre indique une hypothermie entre 36 et 37°. Mais, quel que soit le degré de la température, *toujours* le pouls est accéléré, constamment au-dessus de 150, atteignant quelquefois 200 pulsations et plus à la minute. Cette accélération du pouls, qui rentre dans les stigmates de la diphtérie, peut s'augmenter encore aux approches de la mort. Elle s'accompagne d'une faiblesse extrême de la tension artérielle, due à un affaiblissement parallèle des contractions du cœur. C'est un fait qu'on peut constater par l'auscultation du cœur, au niveau duquel on trouvera les signes ordinaires du collapsus cardiaque, accompagnés d'altérations du rythme normal, au premier rang desquelles le dédoublement du premier bruit. Aux approches de la mort, et comme signe d'une gravité pronostique considérable, tous ces symptômes s'exagèrent, et peuvent s'accompagner quelquefois d'irrégularité du pouls. A ces symptômes s'ajoute une anurie souvent complète.

Cette forme clinique se caractérise encore par la fréquence des hémorragies, et pourrait dans certains cas être appelée forme hémorragique, si on ne devait, en nosographie, lutter contre la tendance de créer des formes cliniques basées sur la prédominance d'un seul symptôme.

Ces formes morbides sont extrêmement graves, et si les symptômes que nous venons de passer en revue sont très accentués, on peut dire que la mort est fatale, et elle ne se fait pas attendre au delà de trente-six à quarante-huit heures. Ce sont donc des formes suraiguës, d'autant plus à redouter que la sérothérapie, même intensive, *n'amène aucune amélioration*, preuve péremptoire de la complexité qui domine la pathogénie des accidents.

Dans d'autres circonstances, la marche est plus lente, et alors on peut voir survenir les complications propres au streptocoque. Si le croup apparaît, ce qui nous a semblé rare, ce sont des sujets déplorables pour le tubage ou la trachéotomie ; la mort survient alors au milieu de complications pulmonaires ou d'accidents inflammatoires du côté de la plaie et, aussi, avec des signes généraux d'infection. C'est dans ces circonstances que le tube ou la canule laissent s'échapper cette expectoration purulente particulière qu'on regarde à juste titre, en clinique, comme un signe pronostic du plus mauvais augure.

La guérison est rare dans les formes très infectieuses, la convalescence longue. La gorge, le nez, le pourtour des narines restent longtemps rouges et excoriés ; on observe dans la gorge des ulcérations douloureuses, grisâtres, et dans certains cas de véritables pertes de substance portant sur les piliers et le voile du palais.

Des complications ultérieures, telles qu'adénites suppurées, phlegmons, etc., peuvent encore retarder la guérison, et même amener la mort.

Tel est le tableau sommaire de la diphtérie streptococcique, la forme d'associations microbiennes la plus étudiée et la mieux définie.

Le malade, dans ces cas, a donc à lutter : 1° contre une diphtérie exaltée ; 2° contre des infections septiques.

Il semblerait qu'avec une conception aussi compréhensive le clinicien soit à même d'agir dans ces cas en toute connaissance de cause. Or, il n'en est rien, du moins jusqu'à présent.

Lorsqu'on essaie de quitter le terrain de la clinique pure et de la bactériologie de présence, pour essayer de déterminer des types pathogéniques, on se heurte à de très grandes difficultés d'interprétation. Il est difficile, dans des états morbides aussi complexes, de faire la part exacte qui revient à tel ou tel microbe dans la genèse des accidents. Cependant, ce serait là une distinction utile à faire, car si l'on peut démontrer que, dans certaines formes, c'est le bacille qui est prédominant, il est évident que la thérapeutique s'inspirera de cette donnée, en augmentant et en répétant la dose de sérum antitoxique ; tandis que cette mesure sera au moins inutile si ce sont les organismes septiques qui semblent au premier rang des causes pathogènes chez le malade qu'on observe. Pour arriver à la compréhension la plus exacte possible de ces faits, il faut que le clinicien s'inspire de la connaissance à l'état isolé des effets de l'une ou de l'autre infection chez l'homme, méthode qui nous a permis jusqu'à présent de classer les diphtéries en pures ou associées ; mais il faut aussi qu'il use de tous les moyens d'investigation qu'il a à son service, et que l'observation la plus rigoureuse des moindres incidents marche de pair avec un examen bactériologique soigneux et répété.

Nous avons justement essayé de faire cette sélection et nous avons pu démêler les cas où l'action du bacille nous semble prédominante, et ceux où, au contraire, les infections septiques semblent plus importantes. Sans doute, il en est bien qui ne rentrent pas nettement dans l'un ou dans l'autre cadre; sans doute, ces types eux-mêmes ne sont pas invariables et établis une fois pour toutes par l'examen du malade à l'entrée ; on ne peut, en effet prétendre du premier coup classer par avance et de force tous les faits qui peuvent se présenter. Le traitement antiseptique énergique, la sérothérapie, pourront également modifier, dans le cours de la maladie, un aspect morbide qui se présentait, au début, sous telle ou telle forme.

Il est bien évident également que l'anatomie pathologique et les examens des viscères devront fournir des documents pour établir ces types morbides et compléter les résultats fournis par la clinique et la bactériologie.

Pour faire comprendre notre pensée, nous prendrons deux exemples :

Un enfant présente une angine ayant les caractères des angines modifiées ; il a de la suppuration du nez, du larynx ; on le tube, il rejette des amas de fausses membranes, sans pus bronchique ; malgré le tubage, il succombe, à la fois intoxiqué et asphyxié. A l'autopsie, on trouve des fausses membranes bourrant une partie des bronches ; pas de broncho-pneumonie, ni d'infection bronchique.

L'examen bactériologique montre des microbes septiques dans les bronches, il est vrai, mais pas ou peu dans les viscères. Par contre, tout l'arbre aérien est rempli de bacilles, et l'enfant, qui est mort avec des convulsions, a du bacille diphtérique dans la protubérance.

Voilà, sans contestation possible, un exemple d'association grave, mais avec prédominance certaine de l'infection bacillaire. Ce n'est pas un schéma inventé pour les besoins de la cause, c'est une observation, qui figure dans notre mémoire fait avec Tollemer.

Dans un autre cas, également constaté dans le service de la diphtérie, un enfant a une angine membraneuse peu étendue ; mais, dès l'entrée, du mucopus abondant est rejeté par la toux, venant des bronches. Dès le lendemain, la broncho-pneumonie et l'infection bronchique sont constatées cliniquement et l'enfant meurt. A l'autopsie, pas de fausses membranes dans les bronches, mais noyaux de broncho-pneumonie.

La bactériologie *post mortem* montre du streptocoque seul dans les poumons, dans le sang, dans les viscères. Voilà encore, sans contestation, un exemple d'association grave, mais avec prédominance ici de l'infection septique.

Outre ces deux formes, il faut certainement en

réserver une dans laquelle nous rangeons les cas où les infections en présence agissent, sans qu'on puisse véritablement savoir, du moins aujourd'hui, avec les connaissances cliniques, anatomiques et bactériologiques dont nous disposons, quelle est l'action pathogène prédominante, attendu que, dans ces cas, bacilles diphtériques et microbes septiques semblent avoir leur maximum d'action. C'est dans ce groupe que se rangent les diphtéries streptococciques qui nous ont servi de modèle pour notre description.

Mais avant d'indiquer les divisions qui pourront servir de cadre définitif ou provisoire pour les faits qui viendront à l'observation, nous voulons encore insister sur un symptôme assez fréquent dans ces formes : sur l'hémorragie.

Observée chez les animaux soumis à l'injection expérimentale pure de bacille, elle est exceptionnelle chez l'homme, dans la diphtérie pure, et se borne à des épistaxis toujours sans importance. Il n'en est pas de même dans les formes associées, où l'hémorragie peut non seulement se faire par les muqueuses du nez et du pharynx, et acquérir une importance très grande, en raison du suintement sanguin, mais s'effectuer également dans les viscères et dans la peau.

Pendant la vie, elle se manifeste par un jetage séro-sanguin plus ou moins teinté en rouge par la matière colorante du sang : dans certains cas très graves, celle-ci est manifestement altérée, comme l'indique la coloration jus de réglisse. Dans la gorge, ce sont des mucosités sanglantes, des fausses membranes noirâtres, ou quelquefois du sang pur. C'est dans ces cas que l'aspect de la gorge tuméfiée, fongueuse devient pour ainsi dire caractéristique et justifierait la dénomination d'un type clinique : *angine diphtérique hémorragique*. Ce fait est d'autant plus à signaler que, dans ces cas, il arrive que les fausses membranes n'apparaissent quelquefois pas nettement, et que le critérium habituel de la diphtérie semble manquer. Or nous croyons qu'il n'y a pas à s'y tromper. L'adénopathie avec œdème du cou (proconsulaire); l'anémie, la prostration des forces, l'abattement; le jetage sanglant et l'aspect de la gorge que nous venons de mentionner constituent un ensemble symptomatique qui permet d'emblée de porter le diagnostic de diphtérie grave.

La dernière forme que revêt l'hémorragie dans la diphtérie est l'hémorragie cutanée et l'hémorragie interstitielle des muqueuses. On observe alors soit une éruption purpurique généralisée ou localisée au point d'inoculation du sérum, et aux membres seulement; soit de véritables ecchymoses sur le thorax, sur l'abdomen (inoculation), sur les membres. Sur les muqueuses, on note des taches ecchymotiques du pharynx, du voile du palais, des amygdales (1).

Enfin à l'autopsie de sujets ayant présenté ou non des hémorragies cutanées ou muqueuses, on rencontre des hémorragies dans les ganglions, dans le larynx (muqueuse) et dans les bronches, dans le poumon, en plein parenchyme ou sous la plèvre; dans le péricarde, et dans le tissu périaortique, dans l'œsophage, dans la rate. Dans tous ces cas, on trouve dans le sang et dans les viscères des microbes septiques associés, mais pas d'une façon constante au niveau des hémorragies. C'est ainsi que des hémorragies cutanées des ganglions hémorragiques n'ont donné aucun résultat à l'ensemencement, et les hémorragies du poumon ont donné du bacille pur. Il semblerait donc que dans certains cas on puisse les considérer comme des hémorragies purement toxiques (2). Il faut ajouter encore que ces hémorragies peuvent être constatées, en particulier dans le poumon, sans aucune trace d'inflammation. Ce ne sont pas, en d'autres termes, des foyers de broncho-pneumonie hémorragiques, mais bien des types d'hémorragie par altération locale des parois vasculaires, et probablement aussi par crase sanguine.

(1) Guyotte, Des hémorragies dans la diphtérie (*Thèse de Paris*, 1898).

(2) Voy. ces observations dans *Bull. et Mém. de la Société méd. des hôpitaux*, 29 octobre 1897; *Nouvelles recherches bactériologiques chez les diphtériques*, par H. Barbier et Tollemer.

L'hémorragie dans la diphtérie est toujours l'indice d'une diphtérie grave, non par elle-même mais en tant qu'elle donne une indication sur la virulence des germes. Sur les quinze cas où ce symptôme s'est montré il y a eu treize morts.

Ajoutons que, au point de vue pathogénique, elles semblent bien devoir être rattachées à la toxine diphtérique. Mais il reste bien acquis qu'on ne rencontre ces formes que dans les diphtéries associées, et associées au streptocoque, qui, comme on le sait, exalte la virulence du bacille diphtérique.

1° Associations graves avec prédominance d'action du bacille diphtérique. — Nous avons rangé dans le cadre des types avec prédominance de l'action du bacille diphtérique les cas dans lesquels les fausses membranes ont été très abondantes et à localisations multiples : nez, gorge, larynx, bronches, et dans lesquels les accidents ultérieurs qui ont apparu semblaient devoir être rapportés à la toxine diphtérique (paralysie, troubles cardiaques). Dans ces cas, l'indication est certainement de recourir à une nouvelle inoculation de sérum anti-diphtérique.

En voici des exemples :

Obs. I. L... (Lucien), quatre ans et demi. Entré le 30 juillet. Malade depuis trois jours : céphalée, mal de gorge.

Etat à l'entrée. —Gorge : fausses membranes épaisses en un placard recouvrant les deux amygdales, qui sont tuméfiées. Adénopathie notable avec périadénite.

Nez : jetage séreux, obstruction nasale.

Rejet de fausses membranes bronchiques.

Teint plombé, abattement, état grave. Tachycardie, pouls faible.

Température : 40 degrés. Sérum 0,20. Bains tièdes. Excitants diffusibles. L'état s'améliore lentement, la température persiste entre 39° et 40° jusqu'au 5 août.

7 *août*. — Collapsus cardiaque et paralysie oculaire.

Guérison le 9 août, après neuf jours de maladie.

Bactériologie.
- Gorge. — Examen du 1er août : streptocoques et staphylocoques.
- — Examen du 2 août : streptocoques et bacilles diphtériques.

Bactériologie. { Nez. — Examen du 1er août : streptocoques — et staphylocoques. — Examen du 2 août : streptocoques — et staphylocoques.

OBS. II. G... (Amélie), quatorze ans, entre le 22 juin 1897. Début par une adénopathie bilatérale.

État à l'entrée. — Gorge : fausses membranes épaisses, sur les deux amygdales, sur le pharynx, sur la luette. Muqueuse rouge. Adénite et péri-adénite.

Nez : Jetage louche par les deux narines. Herpès labial. Albuminurie notable. T. : 39°,5 ; pouls : 120. Sérum : 0,30.

25 *juin.* — Disparition de l'adénopathie.

26 *juin.* — Repullulation des fausses membranes et de l'herpès. Sérum : 0,10.

27 *juin.* — Paralysie du voile du palais. Sort guérie.

Bactériologie. — Bacilles et staphylocoques très abondants. On remarquera que, dans ces observations, l'infection bacillaire a dû se faire surtout sur la trachée et les bronches, car l'examen de la gorge, en particulier dans le premier cas relaté, n'a donné que de rares bacilles et encore à un deuxième ensemencement à côté de microbes septiques très abondants sur tous les milieux. C'est une conclusion basée sur nos examens bactériologiques faits sur le cadavre et l'histoire clinique des malades.

2° ASSOCIATIONS GRAVES AVEC PRÉDOMINANCE D'ACCIDENTS SEPTIQUES. — Dans les formes avec accidents septiques prédominants, les manifestations pseudo-membraneuses sont atténuées, parfois même, dans la gorge, l'angine ne présente pas les caractères de l'angine diphtérique, mais les microbes septiques pénètrent en particulier par l'arbre bronchique et donnent lieu à des accidents bronchiques et généraux les plus graves. La suppuration des muqueuses, nez, pharynx, trachée, bronches, la rougeur de toutes ces parties, la broncho-pneumonie, les otites, etc., sont les manifestations le plus souvent observées. Dans tous ces cas, nous avons ajouté au traitement sérique, et selon les indications, des injections de sérum artificiel, des bains, de la strychnine ; le traitement antiseptique local, lavages, attouchement au phénol sulforiciné.

On remarquera dans ces formes, combien l'angine

pseudo-membraneuse proprement dite peut être sans importance. Sans doute, ce n'est pas là une règle générale. Mais nous y voyons, une fois de plus, que l'état de la muqueuse et l'apparition des phénomènes généraux attribuables aux microbes septiques est sans relations fixes avec les fausses membranes, preuve de l'indépendance pathogénique de l'un et de l'autre phénomène. Enfin, la diphtérie, dans ces cas, est très souvent secondaire, apparaissant dans le cours d'une infection bronchique. Une observation viendra à l'appui de notre texte.

Angine diphtérique associée; rhinite. Suppuration des muqueuses du nez, du pharynx et de l'arbre aérien. Infection ganglionnaire. Angine septique secondaire exsudative, guérison.

S... (Simone), quatre ans, 2 novembre. Tousse depuis huit jours; mal à la gorge depuis ce matin.

État à l'entrée. — Gorge : fausses membranes en points séparés sur les deux amygdales, qui sont très tuméfiées; muqueuse très rouge; muco-pus abondant; adénopathie notable; haleine fétide.

Nez : Jetage purulent; herpès labial; urines rares; albuminurie notable; anasarque ayant persisté jusqu'au 7 novembre.

Larynx : Muco-pus laryngo-bronchique. Pâleur, abattement. Pouls, 130 jusqu'au 7 novembre. Température entre 39°,4 et 38° jusqu'au 7 novembre.

Bactériologie. { Gorge. Bacilles abondants + streptocoques — abondants.
Nez. Bacilles + cocci + streptocoques — abondants. }

Sérum 0,20 — sérum artificiel — traitement antiseptique.

4 novembre. — Rougeur et tuméfaction des amygdales. Luette œdématiée, jetage fétide.

Le cou est plus gros, périadénite, surtout à droite.

5 novembre. — Suppuration nasale et pharyngée. Lèvres excoriées sanguinolentes.

6 novembre. — Piqueté hémorragique du palais et nouvelles fausses membranes sur le pilier antérieur droit.

Examen : pas de bacille, mais staphylocoque pur.

8 novembre. — Il y a encore une rougeur très vive des amygdales mais l'état local et général s'améliore, l'enfant sort.

3° Infection diphtérique et septique simultanée. — Dans un dernier groupe de faits, il devient difficile de faire la part de ce qui revient aux infections septique et diphtérique. En réalité, l'une et l'autre sont au maximum de leur virulence. C'est dans cette forme que se range la plus redoutable de toutes, celle qui est due à l'association du streptocoque et du bacille et dont nous avons donné déjà un tableau succinct.

Nous avons pu, pour ainsi dire, dans un cas, observer expérimentalement le développement de cette forme. Nous avons vu, chez un enfant atteint d'abcès de l'amygdale à streptocoque et uniquement sur l'amygdale droite, siège de l'abcès, se développer les phénomènes si caractéristiques de cette forme.

Les malades présentent à la fois les stigmates d'une infection diphtérique grave, et d'infection septique complexe, habituellement l'une et l'autre sur les mêmes organes.

Ils sont des diphtériques par l'étendue des fausses membranes, qui peuvent envahir toutes les muqueuses de la gorge et des voies aériennes, quelquefois se localiser ailleurs, mais surtout par les stigmates précoces d'une intoxication profonde, qui se caractérise à l'autopsie par un sang fluide, couleur gelée de groseille claire, par des hémorragies viscérales; pendant la vie, par le teint pâle, blafard, plombé, par des hémorragies cutanées ou atteignant toutes les muqueuses, nez, bouche, gorge; par un pouls fuyant, rapide, dépassant souvent 150 pulsations. Les symptômes d'infection bulbaire sont précoces et graves, la mort subite est fréquente, et il faut savoir qu'elle peut être provoquée par les manœuvres nécessaires pour l'examen de la gorge, ou pour les lavages. L'abattement, une prostration très grande, complètent ce tableau. La température, par opposition, peut être normale, avec refroidissement des extrémités.

Ils sont septiques par les phénomènes objectifs d'inflammation des muqueuses, par les suppurations qui peuvent se montrer, par la tuméfaction énorme des organes lymphoïdes : ganglions, amygdales : par l'inflammation des bronches, par les foyers de broncho-pneumonie concomitants, par les preuves d'effraction septique que donne l'autopsie.

L'œdème périganglionnaire est de règle ; peut-être faut-il l'attribuer, conformément à ce qui se passe chez les cobayes inoculés sous la peau, à l'action du bacille diphtérique, si fréquent dans les ganglions de ces formes aggravées.

En raison de la complexité, de la variabilité des localisations diphtériques et septiques, on comprend que ces formes aient des aspects cliniques variables. C'est donc moins un tableau morbide univoque qu'il faut chercher pour établir son diagnostic, qu'un ensemble de signes capables de faire soupçonner l'importance de l'une et l'autre infection.

Nous avons suffisamment insisté sur ceux-ci pour ne pas y revenir maintenant. Disons seulement que la diphtérie trachéo-bronchique est particulièrement à mentionner parmi les causes qui peuvent amener des formes aggravées associées, en favorisant, sur une grande étendue, la possibilité d'effraction des microbes septiques.

Il est rare que ces formes pardonnent et leur durée peut ne pas dépasser quarante-huit heures. Au nombre des signes les plus fâcheux, il faut ranger une anurie plus ou moins absolue, l'albuminurie très abondante (non constante), la faiblesse et la rapidité du pouls, la tendance aux syncopes.

Chez ceux qui guérissent, on observe des paralysies parfois graves et des morts subites tardives.

Cette catégorie d'associations microbiennes est d'une telle importance que nous jugeons à propos d'en donner quelques cas détaillés.

Obs. I. *Angine pseudo-membraneuse peu grave. Diphtérie trachéo-bronchique. Laryngite, bronchite et rhinite septiques. Cinq tubages. Blessure du larynx. Trachéotomie. Accidents tardifs d'intoxication diphtérique. Guérison.*

P..., deux ans et demi. Entré le 24 octobre 1897. Malade depuis le 22 : fièvre, insomnie, agitation, mal de gorge, voix éteinte et toux rauque.

État à l'entrée. — Tirage intense qui nécessite, à 9 heures du matin, le tubage. Bruit de clapet. On retire le tube; expulsion de fausses membranes tubulées, blanches et épaisses. Température (fig. 5).

Examen bactériologique de ces fausses membranes : bacille pur.

25 octobre. — Deux petites fausses membranes, grosses comme des lentilles, sur les deux amygdales. Muqueuse normale.

Sécrétion muco-purulente abondante venant du larynx. Jetage nasal louche. Pâleur très grande. Pas d'albumine. Le tirage apparaît. Tubage : nouveau rejet de fausses membranes.

Examen bactériologique. { Sérum : bacilles abondants. Agar : streptocoques abondants.

26 octobre. — Beaucoup de pus laryngo-pharyngé. Jetage séreux nasal louche. L'examen bactériologique de ce jetage ne donne pas de bacille, mais du streptocoque sur agar et sur sérum.

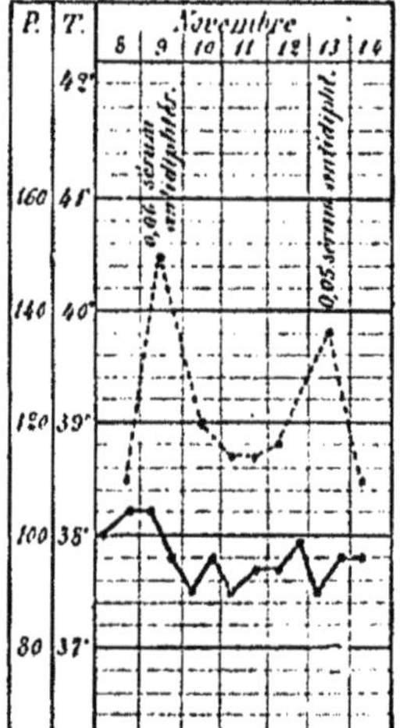

Fig. 5. — Angine pseudo-membraneuse. Diphtérie trachéo-bronchique.

30 octobre. — L'angine est guérie depuis hier. Enucléation. Tirage. On remet le tube. Toujours beaucoup de pus laryngé.

1er novembre. — Détubage. Tubage. Gorge nette depuis deux jours.

3 novembre. — Gorge rouge. Muco-pus sanguinolent venant du larynx. Enfant agité respirant mal par son tube.

Examen bactériologique du pus. Sérum et agar : streptocoques et staphylocoques abondants, cocci décolorés par le Gram.

4 novembre. — Essai de détubation. Accès de suffocation. Trachéotomie.

5 novembre. — Gorge moins rouge. Plaie trachéale gonflée et rouge. Lavages antiseptiques.

7 novembre. — La plaie a meilleur aspect.

Ensemencement du pus canulaire. Sérum et agar : staphylocoques. On enlève la canule et l'enfant s'en passe.

9 *novembre.* — La pâleur est plus accentuée, le pouls est accéléré, un peu fuyant. Abattement.

On a la notion d'une intoxication, sans en trouver la cause soit du côté de la gorge, qui est détergée, soit du côté de la plaie trachéale, qui a bel aspect, soit du côté du poumon.

Nous basant sur nos recherches antérieures, sur la présence possible du bacille diphtérique dans le bulbe, on fait une injection anti-toxique de 5 centimètres cubes.

10 *novembre.* — Le pouls tombe de 150 à 120. L'enfant est encore abattu et maussade.

11 *novembre.* — L'état reste stationnaire. Pouls instable.

13 *novembre.* — Nouvelle accélération du pouls à 135. Nouvelle injection de sérum. Le soir, le pouls est retombé à 110.

L'enfant sort guéri du pavillon Bretonneau.

Obs. II. *Angine diphtérique. Rhinite et bronchite septiques. Paralysie du voile du palais. Angine septique secondaire. Accidents cardiaques. Réinoculation de sérum antitoxique. Convulsions. Mort. Autopsie. Septicémie. Péricardite,* etc.

Del... (Blanche), quatre ans. Entrée le 5 novembre, se plaint de la gorge depuis sept jours; toux rauque depuis trois jours, léger tirage.

Etat le 6 novembre au matin. — Gorge : fausses membranes en traînées sur les piliers postérieurs et un peu sur les amygdales et sur le pharynx, muqueuse normale, sécrétions nulles. Adénopathie légère.

Excoriations à la commissure labiale. Rougeur des narines, jetage séro-sanguin jus de réglisse, muco-pus d'infection des grosses bronches. Léger tirage.

Pâleur très prononcée, teint plombé, tubage.

Examen bactériologique. — Gorge. Sérum et agar : bacilles très abondants à peu près purs.

7 *novembre.* — Même disposition des fausses membranes. Gorge rouge. Muco-pus abondant venant du larynx.

8 *novembre.* — Accentuation de ces signes. Pouls, 180. Ecchymose de la muqueuse pharyngée. Abattement, pâleur.

Examen bactériologique. Pus du larynx. { Sérum : streptocoques, bacilles. Agar : streptocoques, staphylocoques.

9 *novembre.* — Gorge nette, pas d'adénopathie, au niveau du point d'application de l'ouvre-bouche, fausse

membrane sur la lèvre inférieure. Clapotement liquide dans le tube. Dyspnée, léger battement des ailes du nez, sibilances à l'auscultation. Abattement. Pouls, 162.

Examen bactériologique. — Lèvres. Fausses membranes. Sérum : bacilles, streptocoques. Agar : streptocoques abondants, staphylocoques.

10 *novembre.* — Nouvelle poussée membraneuse dans le pharynx ; muco-pus abondant, tousse beaucoup, mais l'expiration est faible. Râles muqueux à l'auscultation.

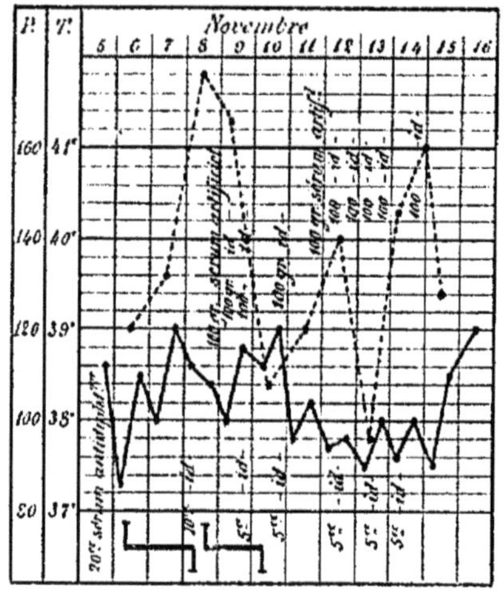

Fig. 6. — Angine.

Épistaxis. Inoculation, 0,05. Paralysie du voile du palais.

Examen bactériologique. — 1° Gorge. — Sérum : pas de bacilles; nombreux cocci et diplocoques en chaînettes droites. Subtilis.

Agar : cocci et diplocoques ; nombreux cocci et diplocoques en chaînettes droites. Subtilis.

2° Muco-pus laryngé. { Sérum : bacilles, streptocoques.
{ Agar : streptocoques.

11 *novembre.* — Fissures aux lèvres ; à la commissure gauche, exulcération recouverte d'une membrane grisâtre, sur une muqueuse rouge. Fausses membranes noirâtres sur les amygdales, mucosités jus de réglisse, les amygdales sont à peine rosées.

Abattement plus marqué, pouls rapide.

Râles crépitants à la base droite. Un peu moins de muco-pus bronchique.

12 *novembre.* — Langue rouge à la pointe et blanche sur le dos; exulcération sur le voile du palais, accompagnée d'ecchymoses au pourtour. Les amygdales sont recouvertes d'un enduit gris noirâtre. Le pharynx est un peu rouge, beaucoup de muco-pus. Râles nombreux dans la poitrine. P. 140. Inoculation, 0,05. Toux pénible.

13 *novembre.* — Un peu d'infection nasale, jetage purulent, narines et lèvre supérieure rouges. Un peu d'amélioration, P. 88. Inoculation, 0,05.

14 *novembre.* — Langue desséchée, rouge. Amygdales grisâtres, épiglotte rouge avec bordure grisâtre. Le nez va mieux. Moins de râles dans la poitrine. P. 150, irrégulier, inégal. Augmentation de la paralysie. Vomissements. Inoculation, 0,05.

15 *novembre.* — Pouls fuyant, prostration. Aspect méningitique.

16 *novembre.* — Convulsions, refroidissement, mort.

Autopsie.—Cerveau.—Congestion. Gaines lymphatiques vasculaires louches, surtout sur la convexité. L'arachnoïde n'est pas adhérente; granulations grisâtres au niveau de la scissure interhémisphérique. Pas de tubercules.

Péricarde. — Liquide séro-purulent; pseudo-membranes le long du sillon coronaire.

Trachée. — Muqueuse pâle; liquide rougeâtre, couleur vineuse, dans lequel nagent des grumeaux jaunâtres. Piqueté hémorragique formant à la partie moyenne une plaque noirâtre.

Poumon. — Broncho-pneumonie suppurée droite; bronchite purulente. Ancien foyer caséeux à gauche.

Reins. — Congestionnés, dégénérés.

Capsules surrénales. — Congestionnées, volumineuses.

Rate. — Normale.

Examen bactériologique. — Pus du poumon. — Sérum : bacilles.

Agar : bacilles, streptocoques, staphylocoques.

Bouillon : streptocoques.

Sérosité du péricarde. — Diplocoque (strepto?).

Sang du cœur. — Diplocoque; sur agar : chaînettes de streptocoques.

Rate. — Agar : formes bacillaires.

Foie. — Sérum : streptocoques très abondants ; agar : streptocoques très abondants.

Capsules surrénales. — Staphylocoques.

Bulbe. — Sérum : quelques streptocoques ; bouillon, agar : diplocoques.

Plancher du quatrième ventricule. — Diplocoques.

Protubérance. — Diplocoques.

Obs. III. — *Abcès amygdalien à streptocoques. Diphtérie consécutive. Angine infectieuse unilatérale. Adénopathie unilatérale. Guérison. Poussée angineuse membraneuse bilatérale ultérieure non diphtérique. Infection staphylococcique. Traitement antiseptique intensif. Guérison.*

Tavern..., trois ans et demi, entre le 18 octobre 1897.

Soigné chez lui pour un abcès de la gorge.

A son entrée, il est abattu, pâle et respire avec difficulté.

A l'examen, on voit l'amygdale droite énorme, repoussée vers la ligne médiane par une collection purulente qui empiète sur le voile du palais et qui repousse la luette vers le même côté.

Fausses membranes sur la face interne de l'amygdale droite et sur le voile du palais. Muco-pus pharyngé abondant. Muqueuse très rouge du côté droit seulement. L'autre amygdale, ainsi que la muqueuse, sont saines sans fausses membranes. Haleine fétide. Adénite et périadénite à droite seulement. Le cou est hémiproconsulaire. Jetage nasal, purulent, abondant. Incision de l'abcès : il en sort du pus et du sang noirâtre. Pâleur et abattement du malade. Traces d'albumine.

Examen bactériologique.— Gorge : Sérum : bacilles ; agar : streptocoques abondants.

19 *octobre*. — Jetage sanguinolent. Le fond de la poche purulente et les abords sont tapissés de fausses membranes. Il en existe également sur la luette, le voile du palais et les lèvres.

20 *octobre*. — Même état de la gorge. Léger œdème du cou. Pouls petit, 150. Urines rares, avec un peu d'albumine.

La différence d'aspect entre l'amygdale droite et l'amygdale gauche est absolument frappante.

21 *octobre*. — Même état. Les fausses membranes tombent au lavage pour se reproduire ensuite. Mauvais état général. Langue un peu sèche.

A chaque lavage, on provoque un réflexe pharyngé avec tendance à la syncope. Urines rares (un quart de litre en 24 heures).

Excoriations au niveau de la muqueuse linguale.

22 *octobre*. — Un peu moins d'agitation. Localisation

des fausses membranes au niveau de l'abcès et des excoriations de la muqueuse.

L'infiltration du cou est moindre et permet de percevoir les ganglions. Pouls, 125.

L'enfant a reçu, le 20 et le 21 octobre, 10 centimètres cubes de sérum antidiphtérique. Injection de sérum artificiel.

23 *octobre*. — Rougeur nasale depuis quelques jours. Jetage nasal. Excoriation des lèvres. L'état de la gorge ne varie guère.

27 *octobre*. — Les fausses membranes ont reparu sur le palais. Sécrétion purulente plus marquée. Le cou est tuméfié de nouveau. A ce moment, l'ensemencement des fausses membranes de la gorge ne donne, sur sérum et agar, que du staphylocoque. État stationnaire jusqu'au 31, mais légère aggravation.

1er *novembre*. — Les deux amygdales se rejoignent, et la luette disparaît en arrière de celles-ci.

La cavité de la poche purulente est tapissée de fausses membranes. Il en existe de nouvelles sur la joue, le voile du palais, la sertissure des dernières molaires, avec rougeur de la muqueuse. Jetage très abondant. Tourniole suppurée à un doigt.

Examen de la gorge, pratiqué au moment de la nouvelle poussée, c'est-à-dire le 30 octobre. Sérum et agar : staphylocoque pur.

2 *novembre*. — Il existe un ganglion gros comme un œuf de pigeon qui grossit, adhère au maxillaire inférieur et semble menacé de suppuration.

Diarrhée abondante depuis hier.

Ensemencement des fausses membranes de la gorge stérile (depuis la nouvelle poussée, la gorge est touchée avec le phénol sulforiciné).

3 *novembre*. — L'amygdale droite se déterge un peu, l'amygdale gauche est moins tuméfiée.

A partir de ce moment, l'état de la gorge s'améliore peu à peu, et le 7 elle était à peu près normale; il ne restait plus que la cavité creusée par le bistouri dans la collection purulente, avec un aspect rose et bourgeonnant.

Le ganglion qui avait menacé de suppurer avait rétrocédé.

Le malade est sorti guéri le 9.

Dès le début, ce malade a été soumis à un traitement antiseptique de la gorge : grands lavages et attouchements fréquents au phénol sulforiciné.

OBS. IV. — *Angine diphtérique. Trachéo-bronchite pseudo-membraneuse. Infection broncho-pulmonaire concomitante. Septicémie. Mort. Présence du bacille dans les viscères.*

Cord... (Germaine), âgée de un an et demi, entre le 27 octobre 1897.

Tousse depuis huit jours; plus souffrante depuis trois jours.

État à l'entrée. — Tirage intense qui nécessite le tubage d'urgence.

Le tube s'obstrue, et l'enfant rend une fausse membrane tubulée, représentant le moule de la trachée et des bronches. 20 centimètres cubes de sérum antidiphtérique.

28 *octobre.* — Gorge : Fausses membranes blanches, peu épaisses, sur les parties latérales de la luette, les deux amygdales et l'épiglotte.

L'enfant a été retubée à 2 heures et demie du soir. Nouvelle obstruction du tube. Écouvillonnage et retubage.

Muqueuse de la gorge normale. Muco-pus venant du larynx. Pâleur et abattement. 10 centimètres cubes de sérum antidiphtérique.

Examen bactériologique. — Gorge. { Sérum : bacilles abondants, cocci. Agar : staphylocoques et streptocoques.

20 *octobre.* — Gorge à peu près détergée de fausses membranes; mais elle est rouge.

2 *novembre.* — Persistance de points blancs sur les amygdales. Accélération de la respiration et du pouls. Signes d'infection bronchique. La pâleur et l'abattement augmentent.

3 *novembre.* — Foyer congestif avec respiration soufflante et râles crépitants à la base droite. Pouls petit à 140°. Faciès cyanosé. Signes d'asphyxie. Beaucoup de muco-pus dans la gorge, qui est très rouge, et présente encore des points blancs.

Traitement. — Ventouses, enveloppement froid du thorax. Mort le soir.

Autopsie. — Ganglions carotidiens petits et pâles. Un petit ganglion sous-maxillaire suppuré.

Enduit membraneux sur les replis aryténo-épiglottiques.

Fausses membranes dans le larynx.

Détritus membraneux et muco-pus dans la trachée.

Poumon droit. — Broncho-pneumonie en foyers disséminés.

Poumon gauche. — Quelques foyers moins abondants de broncho-pneumonie.

Ganglions trachéo-bronchiques. — Violacés, hypertrophiés. Quelques-uns présentent à la coupe des points grisâtres et jaunâtres, indices d'une menace de suppuration.

Examen bactériologique. — Bronches. Bacille diphtérique. Streptocoques.

Poumon droit. — Bacille diphtérique.

Poumon gauche. — Bacille diphtérique.

Le sérum ensemencé étant impur a été envahi par le bacillus subtilis.

Ganglion carotidien. — Staphylocoques blancs abondants. Quelques colonies de streptocoques.

Ganglion sous-maxillaire suppuré. Sérum : bacille diphtérique ; agar : streptocoque ; abondant ; bouillon : bacille diphtérique et streptocoque.

Ganglion trachéo-bronchique. — Sérum : bacilles diphtériques ; agar : streptocoques.

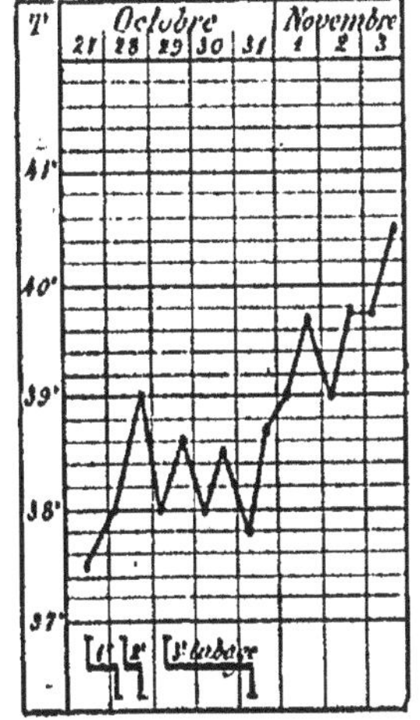

Fig. 7. — Angine diphtérique. — Infection broncho-pulmonaire. Septicémie.

Capsules surrénales. — Très congestionnées ; sérum : bacilles diphtériques.

Rate. — Violacée et rouge ; bouillon : bacilles diphtériques très abondants et streptocoques ; agar : streptocoques.

Bulbe. — Sérum : bacilles abondants ; agar : streptocoques et staphylocoques très abondants.

Sang du cœur. — Sérum : bacille pur ; agar : bacille et streptocoque.

Trachée. — Agar : staphylocoque et bacille.

Inoculation. — *A.* Bacille.

Un cobaye de 700 grammes reçoit le 12 novembre 28 gouttes d'une culture d'un bouillon de quarante-huit heures, provenant du sang du cœur.

Mort le 14, après midi.

Virulence $= \frac{1}{1}$.

B. Streptocoque.

Un lapin reçoit 1 centimètre cube d'une culture sur

bouillon de quarante-huit heures provenant d'un ganglion, le 12 novembre.

Le 13 *novembre*, le lapin présente un érysipèle et il est très malade.

III. — TRAITEMENT ET PROPHYLAXIE

1. — TRAITEMENT.

Il ne rentre pas dans le cadre de ce travail de passer en revue les différents modes de traitement employés autrefois, avant la découverte de Behring-Roux. Nous n'avons pas non plus l'intention d'étudier dans son ensemble la question de la sérothérapie.

Nous tenterons seulement d'attirer l'attention sur les points essentiels qui doivent toujours être présents à l'esprit du médecin.

I. **Sérothérapie.** — Le mode d'action du sérum antidiphtérique est complexe ; il faut envisager son action sur les bacilles, sur la toxine diphtérique, sur l'organisme lui-même.

Sur les bacilles, Nicolas (1) et de Martini (2) ont montré que l'addition de sérum antidiphtérique aux cultures du bacille de Lœffler, entrave son développement, affaiblit sa virulence, et qu'à la quatrième génération, le bacille cesse de pousser. Spronck (3) n'admet pas cette action du sérum et croit avoir montré qu'il existait des bacilles diphtériques virulents qui poussent aussi bien dans le sérum antidiphtérique que dans le sérum de cheval non immunisé.

Sur la toxine diphtérique, l'action du sérum a été bien étudiée par Behring et Kitasato. Le sérum des immunisés renferme une substance antitoxique, qui, mélangée *in vitro* à la toxine diphtérique, détruit ou annihile celle-ci dans des proportions variables, il est vrai, selon la provenance et la méthode d'im-

(1) Nicolas, Pouvoir bactéricide du sérum antidiphtérique (*Comptes rendus de la Société de biologie*, 23 nov. 1895, et *Th. de Lyon*, Paris, 1895).
(2) De Martini, *Centralblatt für Bakteriol.*, 1897, p. 87.
(3) Spronck, *Semaine médicale*, 20 sept. 1897.

munisation ou le coefficient antitoxique du sérum.

En réalité, cette conception du pouvoir antitoxique du sérum n'est pas entièrement vraie; elle n'est absolue que dans des conditions d'expérience toujours les mêmes. Les expériences de Behring lui-même, celles de Büchner, de MM. Roux et Martin montrent, en effet, qu'un mélange convenable de toxine diphtérique et de sérum antitoxique, inoffensif pour une espèce animale et encore dans certaines conditions, peut être mortel pour une espèce plus sensible, ou pour la même espèce dont on aura augmenté la réceptivité par l'inoculation antérieure d'autres poisons bactériens. Il y a donc là une preuve évidente que la neutralisation de la toxine par l'antitoxine ne saurait être comparée à un acte chimique analogue, par exemple, à la saturation d'un acide par une base (1).

En réalité, les phénomènes biologiques sont plus complexes et, si l'on tient compte que dans les infections abandonnées à elles-mêmes, l'immunité acquise par la première atteinte est une qualité durable de l'organisme, qui survit plus ou moins longtemps, mais qui survit à l'agent pathogène ou à la maladie, on doit, tout en tenant compte du pouvoir antitoxique réel du sérum, rattacher en partie l'immunité provoquée par l'injection à une stimulation particulière de l'organisme, portant soit sur le système nerveux, soit sur les éléments cellulaires chargés de lutter contre l'infection.

Il y aurait donc, en réalité, deux facteurs curateurs : l'un serait représenté par le pouvoir antitoxique réel du sérum injecté, neutralisant une partie de la toxine élaborée chez le malade ; l'autre, par le pouvoir antitoxique de l'organisme lui-même, stimulé par l'injection. On comprend dès lors comment agit le sérum contre l'empoisonnement général de l'organisme d'une part et de l'autre contre l'extension des fausses membranes. L'action vaso-cons-

(1) Voy. art. Diphtérie du *Manuel de médecine* de Debove et Achard.

trictive de la toxine est annihilée; les leucocytes plus nombreux et plus actifs luttent avantageusement contre la pullulation bacillaire; en d'autres termes, les actes défensifs naturels de l'organisme contre l'infection sont favorisés. Ce sont là des faits qui ont été observés et décrits au niveau de fausses membranes.

Gabritschewsky (1) est arrivé aux résultats suivants:

1° La leucocytose progressive dans la diphtérie donne un mauvais pronostic, et l'analyse du sang peut fournir des indications utiles sur la valeur du traitement.

2° Les bacilles diphtériques dans l'organisme même sont détruits par l'activité phagocytaire des leucocytes.

3° Les bacilles diphtériques des infections superficielles, par exemple des muqueuses, sont enlevés de l'organisme infecté d'une façon mécanique, et il n'y a qu'une petite partie des bacilles qui subisse la destruction phagocytaire après décollement de la fausse membrane.

4° La propriété nécrotisante du virus diphtérique, qui s'étend à toutes les cellules de l'organisme, entrave l'activité phagocytaire.

5° Le sérum thérapeutique rend les cellules de l'organisme moins sensibles à l'action nécrotisante du virus diphtérique.

On conçoit, théoriquement, et en dehors de toute influence nocive propre du sérum sur l'organisme, que l'action de ce même sérum puisse être variable selon les cas; puisque, à côté d'un coefficient antitoxique fixe, qualité inhérente au sérum et mathématiquement dosée, il y a le pouvoir éminemment variable pour chaque organisme de produire la dose d'antitoxine nécessaire pour neutraliser le surplus de la toxine, et de fabriquer des leucocytes en assez grande quantité et capables de remplir le rôle protecteur qui leur est dévolu. On comprend également que cette action est variable, selon le moment plus ou moins précoce où se fait l'injection, c'est-

(1) Gabritschewski, *Ann. de l'Institut Pasteur*, oct. 1894.

à-dire selon que la toxine a déjà impressionné à l'avance plus ou moins profondément et le système nerveux et les globules blancs.

Les indications précises de la sérothérapie ne laissent pas que de soulever plusieurs problèmes intéressants pour le praticien :

1° *Quand faut-il injecter?* — Lorsqu'on se trouve en présence d'un enfant qui paraît atteint d'une diphtérie pharyngée légère ou moyenne, sans participation du larynx, sans phénomènes généraux inquiétants, il n'y a aucun danger à attendre le résultat de l'examen bactériologique qui devra toujours être fait, à moins d'impossibilité matérielle absolue. En attendant ce résultat, on devra surveiller attentivement le malade et, si les fausses membranes s'épaississent, prennent de l'extension, si la pâleur s'accentue ou si des phénomènes surviennent, attestant l'envahissement du larynx (toux rauque, voix éteinte, etc.), il n'y a plus à hésiter, l'injection s'impose. Ce cas particulier est rare, puisque l'examen bactériologique ne demande qu'à peine vingt-quatre heures et que le plus souvent, dans les cas bénins, ce laps de temps n'aggrave pas l'état du malade.

Dans d'autres conditions, au contraire, l'expectation n'est plus de mise, soit que, dès le début, on se trouve en présence d'une diphtérie laryngée, et, dans ce cas, l'inoculation immédiate est à peu près la seule chance qu'on ait d'éviter le tubage ou la trachéotomie, soit qu'on ait affaire à une de ces formes de diphtérie pure grave ou à une diphtérie associée. Dans ces dernières circonstances, on serait coupable de différer l'emploi du sérum.

En dehors de ces cas, même avec une angine pseudo-membraneuse peu étendue, et sans participation du larynx, il y a toujours indication d'intervenir quand les stigmates de l'intoxication diphtérique sont très accusés, anémie, prostration, accélération du pouls.

2° *Quelle quantité de sérum faut-il inoculer?* — C'est là un point sur lequel il importe de se mettre d'accord. A l'hôpital Trousseau, on se base, pour la dose de la première inoculation, plutôt sur l'âge du malade que sur la forme de la diphtérie.

On emploie 10 centimètres cubes au-dessous de 18 mois ;
— 15 — de 18 mois à 3 ans ;
— 20 — au-dessus de cet âge.

Chez un adulte, on commencerait par 30 centimètres cubes.

Il est assez rare qu'il soit nécessaire d'avoir recours à une seconde inoculation, tant sont rapides, en général, les effets du sérum. Mais, si ceux-ci tardent à se manifester, on n'hésite pas à avoir recours à une nouvelle dose inférieure ou égale à la première, après s'être assuré toutefois que les accidents actuels sont imputables à la diphtérie pure et non pas à une infection concomitante ou surajoutée.

On conçoit que, le sérum antidiphtérique ne possédant aucune puissance contre les germes septiques, s'acharner à l'injecter est faire une mauvaise besogne; c'est un contresens thérapeutique.

En somme, notre expérience nous a démontré que les quantités nécessaires ne sont pas aussi fortes qu'on pourrait le croire, car il n'y a qu'un seul cas où des doses élevées et répétées sont nécessaires, c'est celui d'une diphtérie pure et grave.

Une ou deux inoculations suffisent pour amener la guérison d'une diphtérie pure, bénigne ou moyenne.

L'âge des malades est sans doute un facteur important à considérer dans l'appréciation de la dose (1). Mais il n'est pas le seul : il donne la dose moyenne qui convient au sujet, en tenant compte du volume de son corps, mais il laisse de côté les indications symptomatiques tirées d'une intoxication plus ou moins grave ou de circonstances qui peuvent rendre le sujet plus sensible à la toxine diphtérique et faire que la dose ordinaire d'après l'âge sera insuffisante. C'est qu'en effet l'antitoxine diphtérique ne sature pas la toxine à la façon d'un acide saturant

(1) H. Barbier, *Société médicale des hôpitaux*, 15 avril 1898, et *Société de thérapeutique*, 25 mai 1898.

une base ; le mélange n'est point, au point de vue toxique, *un produit défini inoffensif dans toutes les circonstances*. Behring, Buchnov, Roux et Martin ont montré, à ce point de vue, qu'un mélange donné de toxine et d'antitoxine, inoffensif pour un cobaye dans des conditions normales d'expérience, devient toxique si on diminue la résistance du cobaye, et en particulier *si on l'influence antérieurement à l'injection par d'autres poisons bactériens.*

L'homme ne doit pas échapper à cette loi ; voilà pourquoi, en dehors des stigmates d'une intoxication diphtérique plus intensive, il faut tenir compte de la nature associée de l'angine qu'on a sous les yeux. Mais, en dehors des caractères de cette association qui peut ne pas exister, comment reconnaître la gravité d'une intoxication diphtérique demandant une dose plus considérable de sérum que celle qui correspondrait à l'âge de l'enfant d'après la nomenclature ordinaire ? Naturellement, par une méthode indirecte, par l'intensité des phénomènes d'intoxication. C'est l'observation clinique qui est ici le guide du diagnostic, en permettant d'apprécier la valeur de ce que nous avons appelé les *stigmates de l'intoxication diphtérique.*

L'étendue des fausses membranes dans la gorge ou leur localisation ailleurs peuvent sans doute servir d'indication. Mais nous avons montré que ce n'était pas là un critérium infaillible, en raison de la présence du bacille en dehors des fausses membranes ou dans les organes et qu'on risquait de perdre un temps précieux dans certaines angines, en apparence peu extensives. Il faut donc chercher ailleurs ces stigmates. Or il nous a paru qu'ils se rencontraient surtout dans les phénomènes nerveux ; faiblesse du pouls, augmentation du nombre des pulsations sans élévation parallèle de la température, faiblesse de la contracture cardiaque avec affaiblissement des bruits ; abattement, refroidissement des extrémités ; pâleur et teint plus ou moins plombé, vomissements, etc. Ce sont là des signes *précoces* constants dans toutes les diphtéries, mais plus ou moins accentués selon les cas. C'est là que le médecin doit chercher les indications précises pour une intervention sérothérapique plus ou moins active.

Ceci est vrai non seulement au début de la maladie, quand il s'agit de déterminer la première dose à injecter, mais aussi dans le cours de certaines diphtéries, avec angines prolongées, ou non, mais dans lesquelles on voit survenir ces accidents, plus ou moins tardivement, souvent comme précurseurs d'une paralysie plus ou moins grave.

L'hypothèse, dans ces cas, d'une infection bacillaire tardive est au moins probable, et la nécessité d'une nouvelle inoculation de sérum s'impose. Lorsqu'elle sera faite à temps, avant l'action irrémédiable de la toxine, on assistera à une rémission des accidents, comme nous l'avons observé un certain nombre de fois depuis que ces idées et cette manière de faire sont entrées dans notre pratique.

Une dernière condition qui nous paraît devoir faire augmenter d'emblée la dose du sérum, c'est la *forme associée* diagnostiquée telle par les caractères cliniques que nous lui avons attribués. Nous savons dans ces cas que le sujet est plus sensible au poison et que le bacille lui-même est plus actif, double circonstance qui nous paraît nécessiter une dose plus grande de l'antitoxine. Il y a d'autres indications dans ces cas, du fait de l'adjonction effective d'un microbe septique. Nous les retrouverons tout à l'heure. Je ne parle pas ici de ces formes hyperinfectieuses avec septicémie prédominante et anurie qui ne semblent pas bénéficier de la médication. Peut-être est-ce parce qu'on intervient trop tard. Nous avons en effet publié une observation de ce genre où nous avons pu suivre pour ainsi dire expérimentalement le développement d'une de ces formes dès le début, et dans laquelle la guérison fut obtenue autant du fait d'une inoculation intensive et répétée de sérum que du fait d'une médication antiseptique énergique (1).

(1) Voy. page 66 l'observation de Tavern..., très instructive.

Nous passerons sous silence les soins d'antisepsie, le choix de la seringue et le *modus faciendi*, qui ne présentent rien de particulier.

Nous ferons simplement remarquer combien il importe de n'employer que du sérum récent et de le rejeter s'il paraît louche, troublé en totalité.

3° *Résultats de l'injection.* — Nous avons maintenant à envisager les effets immédiats et éloignés de l'inoculation du sérum immunisé. L'injection, qui cause tout d'abord de la douleur localisée au niveau de la piqûre, est suivie fréquemment d'une ascension thermique de quelques dixièmes de degré, plus rarement d'une élévation de un à deux degrés.

Le pouls varie avec la courbe de la température, il est le plus souvent accéléré, oscillant entre 120 et 140 pulsations.

La quantité des urines n'est pas modifiée, mais souvent on trouve l'augmentation de l'urée et des phosphates (1).

Les effets curateurs sont, en général, très rapides et merveilleux dans la diphtérie pure : « Dans l'angine, a dit Roux, les fausses membranes cessent d'augmenter dans les vingt-quatre heures qui suivent l'injection et se détachent, en général, après trente-six à quarante-huit heures, au plus tard le troisième jour. » Les fausses membranes, plus humides, jaunissent et se détachent plus vite sur les organes lymphoïdes du pharynx que sur la muqueuse proprement dite. Après leur chute, la muqueuse sous-jacente est rosée, quelquefois recouverte d'un voile blanchâtre.

Les phénomènes généraux suivent une régression analogue ; après l'élévation thermique et l'accélération du pouls qui suivent immédiatement l'injection, la température retombe à la normale, l'appétit revient, l'enfant reprend ses jeux ; seules, la pâleur et l'anémie persisteront encore longtemps.

On sait que le sérum n'a pas d'influence sur la genèse de l'albuminurie qui, d'ailleurs, dans la

(1) René PETIT, Le sérum antidiphtérique de Roux, effets physiologiques et cliniques (*Th. de Paris*, 1897).

diphtérie pure, n'influe pas sur la marche générale de l'affection.

Dans la diphtérie associée, au contraire, le sérum, nous l'avons déjà vu, est loin d'avoir une efficacité aussi marquée : les lésions de la gorge, au lieu de disparaître en quelques jours, sont très tenaces ; les dépôts fibrineux grisâtres se reproduisent souvent et, après leur chute, des exulcérations apparaissent. L'adénopathie ne cède pas sous l'influence du traitement, l'état général ne subit aucune amélioration, du moins lorsque, dans l'association des microbes septiques et du bacille de Lœffler, ce sont les premiers qui ont l'influence prépondérante.

Ce n'est du reste pas toujours impunément que, dans ces formes, on a recours à des doses élevées et renouvelées de sérum. Les accidents sériques paraissent plus fréquents dans ces circonstances que dans les diphtéries pures.

Ces accidents consistent surtout en éruptions précoces ou tardives, localisées ou généralisées, symétriques et pouvant se grouper en quatre classes : érythème morbilliforme, scarlatiniforme, urticarien et polymorphe. Mais ces poussées éruptives peuvent être concomitantes et présenter à la fois, chez le même sujet, les caractères de l'urticaire et de la scarlatine, par exemple.

L'érythème débute, le plus souvent, au niveau de la piqûre pour y rester cantonné ou, au contraire, s'étendre sur la poitrine, les membres supérieurs et inférieurs. Les points où le corps subit des pressions offrent alors une coloration plus accentuée. En même temps, il y a ou non de la température et le thermomètre marque parfois jusqu'à 40°.

A ces éruptions se joignent fréquemment des phénomènes gastro-intestinaux : vomissements rares, diarrhée plus fréquente, fétide, souvent intense. L'arthralgie est relativement une exception.

Nous n'avons pas eu à déplorer d'accidents mortels, mais plusieurs auteurs ont relaté des faits excessivement graves et leur connaissance suffit à justifier la prudence que nous avons conseillée dans l'emploi de la sérothérapie.

La pathogénie de ces accidents est encore entourée d'une certaine obscurité. Tout ce qu'on sait, c'est qu'ils se montrent surtout dans les diphtéries septiques ou chez des diphtériques antérieurement atteints d'autres affections ou intoxications, de telle façon qu'on peut se demander si ces maladies antérieures augmentent la toxicité du sérum ou bien si le sérum ne rompt pas, par sa présence, l'immunité contre ces infections qui deviendraient alors, d'après certains auteurs (Sevestre), les agents pathogènes de ces accidents.

Il y a donc deux hypothèses : l'une admet une toxicité spéciale du sérum ; elle peut s'appuyer sur ce fait que les accidents se montrent souvent en séries et que le sérum de cheval simple peut les produire; l'autre, concluant à la nature infectieuse des accidents de la sérothérapie et qui repose notamment sur la prédilection de ces complications pour les diphtéries septiques. Certains microorganismes, le bacillus prodigiosus, le bacille du choléra, inoculés au cobaye, empêchent chez celui-ci l'action du sérum.

En réalité, il faut être éclectique et savoir reconnaître ce qui est dû à la septicité des microbes : les accidents précoces seraient le plus souvent apyrétiques et, partant, attribuables au sérum; les accidents tardifs accompagnés de symptômes fébriles seraient imputables aux microorganismes de l'infection.

II. **Médication antiseptique.** — L'importance de cette médication est variable, suivant que le malade traité présentera de la diphtérie pure ou de la diphtérie infectieuse.

Dans le premier cas, on peut se contenter d'irrigations à l'eau bouillie, à l'eau boriquée à 3 p. 100, répétées plusieurs fois par jour, continuées quelque temps après la chute des fausses membranes et la détersion complète des muqueuses.

Dans le second cas, au contraire, le sérum antidiphtérique n'ayant plus son action bienfaisante et, à elle seule, suffisante au rétablissement de l'enfant, la médication antiseptique va prendre un rôle essentiel, et c'est souvent à son emploi judicieux qu'est due la guérison. En effet, si le sérum pare aux accidents de l'infection bacillaire, il faut bien reconnaître qu'il n'a aucune action contre les accidents d'origine septique. La multiplicité des agents pathogènes de ceux-ci, l'incertitude dans laquelle nous sommes encore sur la nature des streptocoques, en admettant qu'on puisse acquérir la notion exacte qu'il s'agit du streptocoque dans chacun des cas de septicémie observés, rendent aléatoire l'emploi d'un sérum antistreptococcique.

Nous sommes donc revenus, dans le traitement, non seulement aux lavages de la gorge et du nez, mais encore aux attouchements sans écouvillonnage, c'est-à-dire pratiqués sans forte pression, avec des substances *antiseptiques, non caustiques.*

On aura recours à des lavages avec la solution de permanganate de potasse à 1 p. 4000, ou encore à l'eau salicylée à 1, 2, 3 p. 1000.

On fera des attouchements, sans provoquer d'hémorragie, avec des collutoires analogues à ceux-ci :

Glycérine	salicylée au	1/50
—	au sublimé au........	1/30
—	phéniquée au.........	1/40, 1/50, 1/100
—	boratée au............	1/10
—	résorcinée au.........	1/10

On pourra encore employer le phénosalyl, mais l'agent vraiment recommandable est le phénol sulforiciné à 20 p. 100 ou à 40 p. 100, parasiticide et non caustique.

Jamais nous n'avons observé d'accidents et nous avons pu constater à plusieurs reprises la stérilisation des exsudats chez les malades qui, antérieurement, avaient présenté des cultures extrêmement abondantes à l'ensemencement. Bien entendu, ce traitement ne s'applique qu'aux exsudats dont la porte d'entrée est la gorge ou le nez.

Nous avons tenté, dans certains cas de streptodiphtérie, d'employer le sérum antistreptococcique de Marmoreck ; sans provoquer d'accidents, cet agent n'a pas répondu à nos espérances.

La médication antiseptique intensive reste donc l'indication la plus urgente dans les formes graves de la diphtérie associée.

Nous croyons inutile d'insister sur les autres médications purement symptomatiques auxquelles on a recours dans le traitement de la diphtérie : les toniques toujours indiqués, teinture de kola, extrait mou de quinquina, sérum artificiel, les excito-nervins comme la strychnine employés contre les paralysies, enfin les sédatifs (bromure, chloral, codéine, valérianate d'ammoniaque), qu'on emploie pour combattre les accidents spasmodiques qui accompagnent souvent l'énucléation du tube.

III. Tubage et trachéotomie. — Depuis la sérothérapie, le tubage est revenu en honneur et il semble mériter à juste titre son emploi raisonné. Lorsqu'un enfant a du croup, à quel moment doit-on intervenir ? Il faut partir de ce principe que le sérum commence à manifester son action salutaire au bout de vingt-quatre heures et que, si le malade peut attendre ce moment, il aura beaucoup de chances d'éviter l'opération. C'est donc moins le tirage que l'état général qui nous servira de guide : s'il y a menace d'asphyxie par des accès de suffocation ou si la fatigue, l'abattement sont par trop accentués ; si, surtout, le cœur faiblit, si le pouls est petit, fréquent, inégal, irrégulier, il n'y a plus à différer, on a la main forcée et il faut agir promptement.

On aura le choix entre le tubage et la trachéotomie. Cette dernière opération ne se fait plus guère que dans les conditions suivantes :

L'enfant arrive en état de mort apparente et l'on peut craindre que les mouvements, les secousses produites par les manœuvres de la respiration artificielle, les flagellations, etc., fassent expulser le tube, ce qui ferait perdre un temps précieux.

Ou bien, dans les cas très membraneux, le tube plusieurs fois introduit et retiré, loin de soulager la dyspnée, amène la cyanose, soit qu'il ait refoulé une membrane et bourré ainsi la trachée, ou bien qu'il y ait bronchite pseudo-membraneuse, car on est en droit d'espérer la possibilité de l'ablation de fausses membranes tubulées par une pince spéciale introduite dans la plaie trachéale.

Il faut encore trachéotomiser si le tube, supérieur comme calibre à celui qui correspond à l'âge du malade, est rejeté à plusieurs reprises.

On agira de même lorsque le tirage reparaît et persiste, malgré les médicaments sédatifs, après que le tube, restant en place quarante-huit heures chaque fois, aura été introduit à plusieurs reprises. Il y a, en effet, bien des chances pour que le tube, après cent cinquante heures de séjour, par exemple, ait produit des ulcérations de la muqueuse laryngée, par décubitus.

Enfin, si une personne rompue à l'exercice du tubage ne peut veiller le malade, la trachéotomie sera de rigueur.

2. — PROPHYLAXIE.

Pas plus que pour le traitement, nous n'avons l'intention d'envisager entièrement toutes les questions que soulève l'étude de la prophylaxie de la diphtérie. Nous nous contenterons d'essayer de mettre en relief quelques points spécialement importants.

Isolement et désinfection, tels sont les deux termes qui peuvent résumer les règles à employer pour éviter la propagation de la maladie. Voyons donc comment se pratiquent et cet isolement et cette désinfection.

I. **Isolement.** — La diphtérie se propage par contagion directe ou par contagion indirecte.

La contagion directe, par contact, ne joue qu'un rôle restreint dans l'étiologie de la maladie ; elle ne menace guère que le médecin, les personnes qui donnent des soins aux diphtériques et sont exposées ainsi à recevoir sur une muqueuse, dans l'œil, dans la gorge, des fragments de pseudo-membranes ou bien des produits de l'expectoration des malades.

La contagion indirecte, de beaucoup la plus fréquente, se fait par dissémination des produits de l'expectoration et des fausses membranes, transportés souvent au loin par ceux qui approchent l'enfant.

Le virus diphtérique est peu diffusible par l'atmosphère, comme l'a montré Grancher; les maisons qui avoisinent les hôpitaux et, à l'intérieur de ces hôpitaux, les pavillons qui sont proches de celui de la diphtérie, ne sont pas plus souvent que d'autres envahis par la diphtérie.

La diffusion du germe se fait, au contraire, par les personnes ou les objets qui ont servi aux malades, et comme ce germe est très résistant aux agents de destruction, on voit, plusieurs mois après un cas de diphtérie, un jouet, un objet quelconque ayant appartenu au malade, et insuffisamment désinfecté, devenir l'origine de nouveaux accidents.

C'est sur ces notions que reposent les principes de l'isolement des malades, isolement qui, comme l'a montré Grancher (1), pourrait à la rigueur se faire à l'intérieur même des salles communes, à condition d'entourer d'un paravent en toile métallique le lit où est couché l'enfant suspect de diphtérie, entré par erreur dans un service de médecine générale, de désinfecter immédiatement à l'eau bouillante tous les objets touchés par l'enfant et d'exiger de toutes les personnes qui l'approchent une désinfection soigneuse des mains et le changement de blouse avant d'approcher des autres malades. En appliquant ces règles, Grancher a fait tomber en une année le nombre des cas intérieurs de diphtérie à un seul dans son service qui comprend 575 entrées, alors qu'ils s'élevaient à une vingtaine par an, avant ces mesures de prophylaxie.

Ces faits nous prouvent clairement que la transmission du virus diphtérique ne se fait point par

(1) Grancher, *Bulletin médical*, 1889-90, *Leçons cliniques* et *Traité de médecine et de thérapeutique* de Brouardel et Gilbert, art. Diphtérie, p. 485.

l'air et qu'il dépend, par conséquent, d'un isolement parfait et d'une surveillance active, de réduire à néant les cas de contagion.

En ville, cet isolement est facile à pratiquer, en plaçant le malade dans une pièce aussi éloignée que possible de celles qu'occupent les autres membres de la famille, en restreignant au minimum le nombre des personnes appelées à lui donner des soins, en désinfectant immédiatement à l'eau bouillante ou par immersion dans une solution antiseptique tous les objets qui lui ont servi ainsi que les linges et les objets de pansement, en faisant enfin revêtir à toutes les personnes qui approchent le malade une blouse qu'elles déposeront en quittant la chambre, et en leur faisant se laver les mains et la figure avec une solution de sublimé.

A l'hôpital, la question devient beaucoup plus complexe ; il ne suffit pas, en effet, d'avoir un pavillon d'isolement pour les diphtériques ; il faut tout d'abord être assuré de n'y faire entrer que des malades sûrement atteints de diphtérie ; d'où la création d'un pavillon de douteux diphtériques où les malades suspects de diphtérie séjournent jusqu'à ce que le diagnostic clinique soit confirmé par l'examen bactériologique.

Il faut ensuite éviter d'y introduire des enfants atteints ou relevant de rougeole, de scarlatine, car leur présence serait un danger pour les autres malades, d'où la nécessité d'annexer aux services de la rougeole et de la scarlatine un petit pavillon destiné aux malades ayant à la fois une fièvre éruptive et la diphtérie.

Il faut enfin, et c'est là le point sur lequel nous voulons insister tout spécialement, à l'intérieur même de ce pavillon des diphtériques, éviter tout contact de malades atteints de diphtérie pure avec ceux qui ont une diphtérie associée. Il ne suffit pas d'isoler dans des chambres spéciales les sujets atteints de broncho-pneumonie ; toute manifestation clinique due à l'action de microbes pyogènes devra éveiller l'attention ; les enfants qui ont dans la gorge et le nez du streptocoque ou du staphylocoque dont la virulence est démontrée par l'apparition d'une complication telle que la périadénite, les rougeurs des narines, les infections bronchiques légères, en un mot ce que nous avons décrit sous la rubrique de petits accidents septiques au cours de diphtéries non modifiées ou encore de diphtéries associées bénignes, ne sauraient rester sans danger au contact des diphtériques purs auxquels ces malades peuvent communiquer leurs microbes infectieux. Les accidents septiques contemporains de la diphtérie sont, en effet, contagieux ; le streptocoque, en particulier, peut renforcer sa virulence par passage successif. Il faut donc isoler ces malades de ceux atteints de diphtérie pure et, autant que faire se peut, les isoler encore les uns des autres.

Un personnel spécial devra donc être chargé de soigner les malades atteints de diphtéries aggravées par l'action du streptocoque et du staphylocoque, et toute communication sera supprimée entre la partie du pavillon qui renferme ces malades et celle qui est réservée aux diphtéries pures. Dans la salle, on devra désinfecter les boxes quand un cas grave y aura été observé.

Enfin, les petits malades devront être l'objet d'une surveillance spéciale, car les compresses, les mouchoirs, tous les linges qui peuvent être souillés par le jetage, sont des objets de transmission redoutables. Les mains des enfants, enfin, toujours enclins à essuyer ce jetage qui les incommode et à s'excorier, s'inoculer les lèvres, devront faire l'objet d'une désinfection et d'une attention particulière.

II. Désinfection. — A côté de l'isolement des malades atteints de diphtérie, la seconde arme essentielle de la prophylaxie consiste, avons-nous dit, dans la désinfection soigneuse des locaux habités par le malade, des objets qu'il a touchés durant l'affection, de ses vêtements, de sa personne elle-même. Nous n'entrerons pas dans le détail des divers procédés de désinfection en usage, pulvérisation et lavage des murs et des parquets avec une solution de sublimé, passage à l'étuve des matelas, rideaux, tentures, vêtements, etc., mesures générales employées contre la plupart des infections.

Ce que nous tenons à signaler, c'est que ces mesures ne seront efficaces que par leur mise en pratique après la guérison complète des malades. Par guérison complète, nous entendons non pas la guérison clinique, c'est-à-dire la disparition de tout phénomène morbide, mais la guérison bactériologique, si cette expression peut être employée, c'est-à-dire l'absence des bacilles de la gorge et du nez.

Or les bacilles peuvent persister fort longtemps après la guérison apparente.

Tobisen (de Copenhague) (1), sur 46 malades sortant de l'hôpital après la disparition des fausses membranes, a trouvé 24 fois le bacille, lequel s'est trouvé virulent 18 fois sur 19 essais.

Tézenas de Monteil (2) a vu souvent le bacille persister 12, 15, 20, 30 et jusqu'à 50 jours après la guérison, dans la gorge et surtout dans le nez.

Silberschmidt (3), sur 45 sujets, l'a retrouvé 14 fois du 10e au 15e jour après la guérison, 6 fois du 15e au 20e, 4 fois du 21e au 25e, 2 fois du 25e au 32e, et dans 6 cas où il a recherché la virulence, 5 fois il a déterminé la mort du cobaye.

Sevestre et Méry (4), de leurs recherches faites récemment à l'hôpital Trousseau sur deux séries de malades, les uns antérieurs à l'usage de la sérothérapie, les autres inoculés avec le sérum antidiphtérique, concluent que, dans la moitié des cas environ, les bacilles cessent d'exister sur les muqueuses naso-pharyngiennes, ou cessent d'y être à l'état virulent dès que les fausses membranes ont disparu, tandis que dans l'autre moitié, les bacilles persistent plus longtemps, après la chute des pseudo-mem-

(1) Tobisen, *Centralbl. für Bakt. und Parasit.*, 1892, t. III.

(2) Tézenas de Monteil, *Province médicale*, 5 août 1873, et *Th. de Lyon*, 1894.

(3) Silberschmidt, *Munch. Wochenschrift*, n° 9, 1895, p. 185.

(4) Sevestre et Méry, *Société médicale des hôpitaux*, 8 février 1895. — Sevestre, *Revue d'hygiène et de police sanitaire*, t. XVII, p. 294.

EN VENTE :

Les États neurasthéniques, *formes cliniques, diagnostic, traitement*, par GILLES DE LA TOURETTE, professeur agrégé à la Faculté de médecine de Paris, médecin de l'hôpital Saint-Antoine. 1898, 1 vol. in-16 carré, 92 pages, cartonné .... 1 fr. 50

Le volume de M. Gilles de la Tourette, *les États neurasthéniques*, est une mise au point très intéressante et très soignée de cette question toute d'actualité : *la Neurasthénie*, de cette nouvelle venue, dont le nom de plus en plus compréhensif sert trop souvent à masquer des erreurs de diagnostic. La neurasthénie n'est pas une maladie, une entité morbide, c'est un état ou plutôt une réunion d'états qu'il faut savoir différencier.

Élève de Charcot, M. Gilles de la Tourette distingue, comme son maître, l'état neurasthénique vrai, l'état neurasthénique héréditaire ou constitutionnel et l'état hystéro-neurasthénique.

Voici les principaux chapitres :

La neurasthénie vraie. — La neurasthénie héréditaire ou constitutionnelle. — L'association hystéro-neurasthénique. — Traitement des états neurasthéniques. — Traitement de l'association hystéro-neurasthénique.

Psychologie de l'Instinct sexuel, par JOANNY ROUX, médecin adjoint des asiles d'aliénés de Lyon. 1899, 1 vol. in-16 carré, 96 pages et 1 figure, cartonné. 1 fr. 50

Se basant sur les principes du matérialisme, le Dr Roux donne de l'instinct sexuel une explication exclusivement mécanique.

Il ramène toutes les manifestations de l'instinct sexuel à une excitation causale périphérique qui peut se produire au niveau de tous les éléments anatomiques.

Voici les principaux chapitres :

Base organique du besoin sexuel. — Le besoin sexuel organique. — L'amour physique, le choix, théorie évolutive de l'amour. — Les formes supérieures de l'amour. — L'évolution de l'amour.

ENVOI FRANCO CONTRE UN MANDAT SUR LA POSTE

branes, cette persistance pouvant dépasser un mois.

L'un de nous a repris tout récemment ces recherches sur 140 malades sortis du service de la diphtérie à l'hôpital Trousseau et il a recherché le bacille plusieurs jours après la guérison apparente. 21 fois, soit dans 15 p. 100 des cas, des bacilles furent retrouvés, à savoir :

15 fois le bacille long, enchevêtré, soit.	11,42 p. 100
2 fois le bacille moyen, parallèle, soit.	0,88 —
4 fois le bacille court, soit...........	2,85 —

La fréquence de la persistance du bacille a paru indépendante tant de la durée du séjour à l'hôpital que de la longueur de la période écoulée entre la date de la guérison apparente de l'enfant, c'est-à-dire de la disparition de tout phénomène général ou local et le jour de la sortie.

La gravité de la maladie elle-même ne paraît pas avoir une influence plus considérable et le bacille se rencontre longtemps après la guérison aussi bien dans les formes les plus bénignes que dans les formes les plus graves. La virulence des bacilles ainsi retrouvés existait dans cinq cas sur six expériences.

Comme exemples probants de la persistance durable du bacille, nous citerons seulement deux faits :

Obs. I. — Albert Bol..., cinq ans, entre au pavillon des douteux simples le 1er mai 1897 ; il y fut trachéotomisé après de nombreux tubages et sortit, canulard, le 28 octobre 1897 ; or, le 24 février 1898, la gorge et la plaie trachéale furent ensemencées et le bacille long, enchevêtré, se révéla à l'examen microscopique. Ce microbe existait donc encore dix mois après l'entrée du malade à l'hôpital et quatre mois après sa sortie.

Obs. II. — Boull..., âgé de neuf ans et demi, a été trachéotomisé en ville et ne peut se passer de la canule. Il entre à l'hôpital le 27 avril 1897, en sort le 10 juin 1897 et présente encore, en mars 1898, du bacille diphtérique virulent. Il s'est pourtant écoulé onze mois depuis son arrivée dans le service et dix mois depuis sa sortie.

De ces faits se dégagent des enseignements importants pour la pratique, qui ont été signalés par Seyestre. C'est d'abord l'usage régulier des irrigations antiseptiques continuées plusieurs jours après la guérison et qui paraissent entraver la repullulation du bacille, puis la nécessité de n'autoriser les malades à reprendre la vie commune qu'après s'être assuré, à plusieurs reprises, qu'ils ne présentent plus de bacilles virulents.

Cette mesure ne peut d'ailleurs s'effectuer que dans des pavillons d'isolement destinés aux convalescents, dans l'hôpital même ou, de préférence, dans des asiles spéciaux, situés hors la ville, comme il en existe à Lyon et à Tours, et tels que tous les médecins des hôpitaux d'enfants en réclament pour Paris.

En outre, pour les sujets soignés à domicile, il n'y a lieu de faire la désinfection des locaux qu'après s'être convaincu de la disparition du bacille diphtérique; on évitera ainsi d'attribuer à une désinfection insuffisante des cas de contagion ultérieure qui ne sont dus qu'à une désinfection trop hâtive.

CONCLUSIONS

Nous croyons bon de résumer les quelques points que nous avons essayé de développer.

1° *Au point de vue bactériologique.* — Seul le bacille long, touffu, enchevêtré, doit être considéré comme le vrai bacille de la diphtérie ; ce bacille, au lieu d'être constamment cantonné au niveau des fausses membranes, peut envahir l'économie et se retrouver dans les viscères des malades autopsiés.

L'action du bacille diphtérique peut être modifiée par l'entrée en scène des microbes septiques; mais la présence pure et simple de ces microbes constatée dans les tubes de culture est sans valeur; il faut s'assurer de leur virulence, de leur pouvoir pathogène, soit par l'expérimentation, soit par la constatation chez le malade des symptômes qui caractérisent leur action.

2° *Au point de vue clinique.* — Une distinction s'impose entre les types de diphtérie pure et les diphtéries associées. Chacun d'eux a des signes constants, de véritables stigmates dont la connaissance est d'un intérêt capital.

Pour la diphtérie pure :

Fausses membranes blanches, s'enlevant par lambeaux ; muqueuse normale, plutôt pâle ; peu ou pas d'adénopathie ; teint pâle, pouls rapide.

Pour la diphtérie associée, grave :

Face bouffie ou cyanosée, teint plombé ; excoriations des lèvres et du pourtour des narines ; muqueuses rouges, sanieuses, saignantes, boursouflées ; fausses membranes, mollasses, putrilagineuses ; cou proconsulaire ; jetage abondant.

Entre ces deux types extrêmes, se placent les types intermédiaires de diphtéries non modifiées avec petits accidents septiques. Dans aucun cas, la gorge ne peut être regardée comme le miroir exact et fidèle de la gravité de la maladie.

3° *Au point de vue de la thérapeutique et de la prophylaxie.* — La distinction précédente est à conserver, car le sérum antidiphtérique, tout-puissant contre la diphtérie pure, est inefficace contre l'infection surajoutée qui, elle, relève de la médication antiseptique.

Les malades atteints de diphtéries associées doivent être isolés d'une façon rigoureuse.

La persistance du bacille de Lœffler après la guérison apparente, clinique, est un danger permanent contre lequel on doit lutter par l'isolement prolongé et la désinfection tardive après la disparition du germe pathogène.

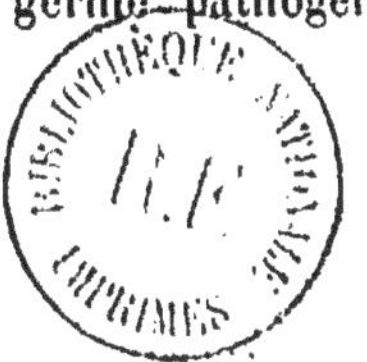

TABLE DES MATIÈRES

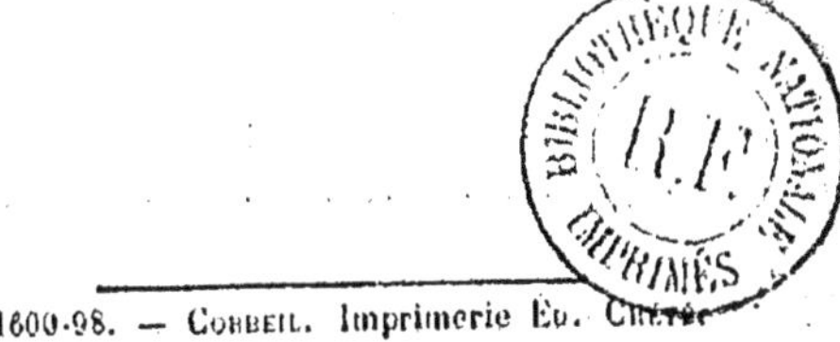

1600-98. — Corbeil. Imprimerie Éd. Crété

www.ingramcontent.com/pod-product-compliance
Ingram Content Group UK Ltd.
Pitfield, Milton Keynes, MK11 3LW, UK
UKHW020308220726
13923UKWH00003B/1028